Nose Ring Drainage (NRD) Technique for the Treatment of Refractory Osteomyelitis and Soft Tissue Infections

NRD 技术
治疗难治性骨髓炎与软组织感染

“牛鼻子引流技术”理论与临床实践

主　编　　曲　龙　杨华清　田　林　陈蔚蔚

副主编　　杜朝晖　郭　伟　宋　琦　武超杰

北京大学医学出版社

PEKING UNIVERSITY MEDICAL PRESS

NRD JISHU ZHILIAO NANZHIXING GUSUIYAN YU RUANZUZHI GANRAN
—— "NIUBIZI YINLIU JISHU" LILUN YU LINCHUANG SHIJIAN

图书在版编目（CIP）数据

NRD 技术治疗难治性骨髓炎与软组织感染 ："牛鼻子引流技术"理论与临床实践 / 曲龙等主编 . -- 北京 : 北京大学医学出版社，2024. 9. -- ISBN 978-7-5659-3224-3

Ⅰ. R681.2

中国国家版本馆 CIP 数据核字第 2024TV2101 号

NRD 技术治疗难治性骨髓炎与软组织感染
——"牛鼻子引流技术"理论与临床实践

主　　编：曲　龙　杨华清　田　林　陈蔚蔚
出版发行：北京大学医学出版社
地　　址：（100191）北京市海淀区学院路 38 号　北京大学医学部院内
电　　话：发行部 010-82802230；图书邮购 010-82802495
网　　址：http://www.pumpress.com.cn
E-mail：booksale@bjmu.edu.cn
印　　刷：北京金康利印刷有限公司
经　　销：新华书店
责任编辑：冯智勇　　**责任校对**：靳新强　　**责任印制**：李　啸
开　　本：787mm × 1092mm　1/16　　**印张**：9.5　**字数**：240 千字
版　　次：2024 年 9 月第 1 版　2024 年 9 月第 1 次印刷
书　　号：ISBN 978-7-5659-3224-3
定　　价：128.00 元

编委名单

（按姓名汉语拼音排序）

杨启昌（首都医科大学附属北京康复医院）
杨　云（首都医科大学附属北京康复医院）
殷　利（重庆长城骨科医院）
张鸿悦（首都医科大学附属北京康复医院）
张　锴（滨州医学院附属医院）
章耀华（首都医科大学附属北京康复医院）
赵殿钊（首都医科大学附属北京康复医院）
朱跃良（浙江大学医学院附属第二医院）
左　维（中国航天科工集团七三一医院）

主编简介

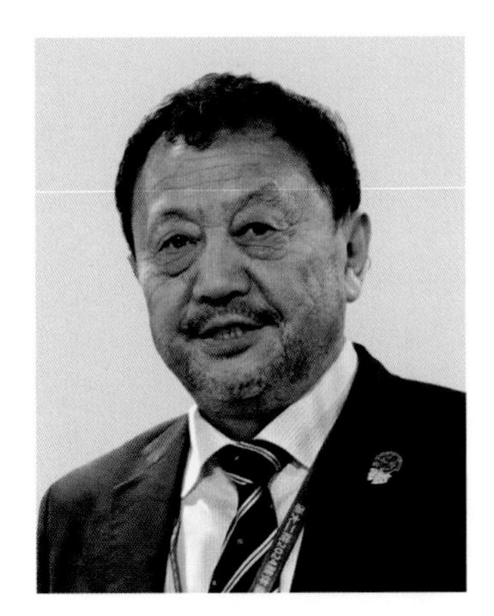

曲　龙

医学博士，东京大学医学部客座教授，中国重读Ilizarov联盟（RIU）主席，中国Ilizarov技术研究与应用学会（ASAMI）副会长，北京骨延长、骨搬移治疗中心首席主任医师，曾任中国航天科工集团七三一医院骨科主任。长期从事骨延长、骨搬移技术的组织再生修复重建研究和临床工作，擅长骨科疑难病的诊断和治疗。主编《骨搬移治疗骨缺损与骨不连——Ilizarov技术的临床应用》。

他首先发现骨搬移过程中的组织转化再生现象，被国际上命名为“骨搬移哈尔滨现象”，也被称为“Ilizarov第二生物学原理”。他独创的手术方法有：①“胫骨横向骨搬移微血管网再生技术”用于治疗血栓闭塞性脉管炎、糖尿病足坏疽等下肢缺血性血管疾病；②“骨内骨搬移技术（哈尔滨髋）”用于治疗股骨头坏死；③“NRD技术（牛鼻子引流技术）”用于治疗难治性骨感染；④体外人工膝关节技术（EAKJ）。

曲龙医生的行医理念是：我们的每一次手术操作，都是把自己的技术、名字、人品雕刻在患者身上的过程，呵护患者也是爱护我们自己。

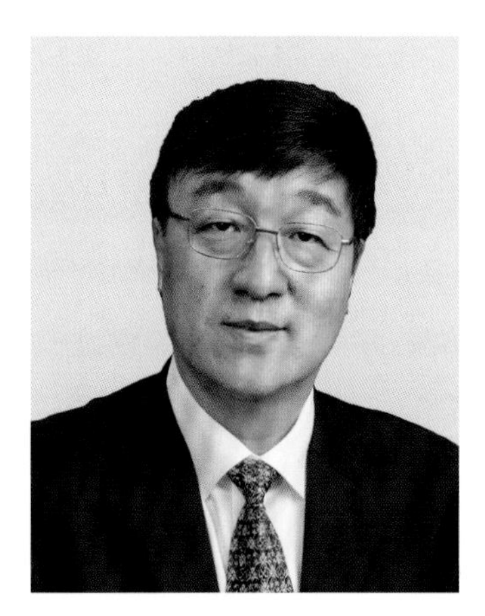

杨华清

医学博士，主任医师，教授，研究生导师，第五届“首都健康卫士”，全国先进工作者，全国劳动模范和工匠人才创新工作室带头人。

首都医科大学附属北京康复医院骨科康复中心主任与学科带头人，外科教研室主任。

任中国残疾人康复协会理事、肢体残疾康复专业委员会候任主任委员，北京医学会骨科学分会外固定与肢体重建学组组长，中华医学会骨科学分会外固定与肢体重建学组委员，中国医师协会骨科医师分会康复专业委员会委员、外固定与肢体重建专委会秘书长，中国医药教育协会常务理事、骨病老年骨创伤专业委员会主任委员，北京慢性病防治与健康教育研究会理事、肌骨神经康复专业委员会主任委员。

任《中国矫形外科杂志》四肢畸形外科主编，《中华创伤骨科杂志》编委。

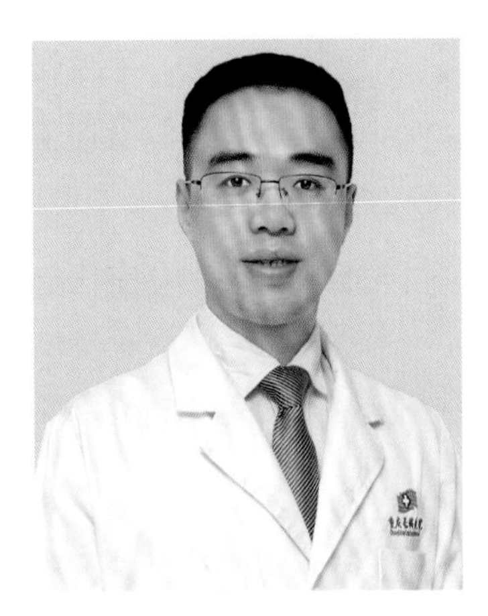

田　林

重庆长城骨科医院副院长兼手显微外科主任，副主任医师。

荣获重庆市“五一”劳动奖章、重庆市“优秀院长”、“九龙工匠”称号。

从事手显微外科近 20 年。现任重庆市企业医院协会显微专业委员会第一届主任委员，中华医学会手外科学分会西部手外科学术委员会副主任委员，中国康复医学会修复重建外科专业委员会手外科学分会委员，中国医师协会显微外科医师分会慢性难愈性创面显微修复专业委员会委员。

发表学术论文 20 余篇，其中被 SCI 收录 3 篇，任《显微外科疑难手术病例精编》编委，参与翻译专著 3 部，承担重庆市区级高新企业科技课题 3 项。

擅长诊疗领域：手指再植、再造，四肢骨折治疗与创面修复，周围神经损伤治疗与重建，小儿先天畸形矫正，骨不连、骨髓炎及肢体延长与矫正等。

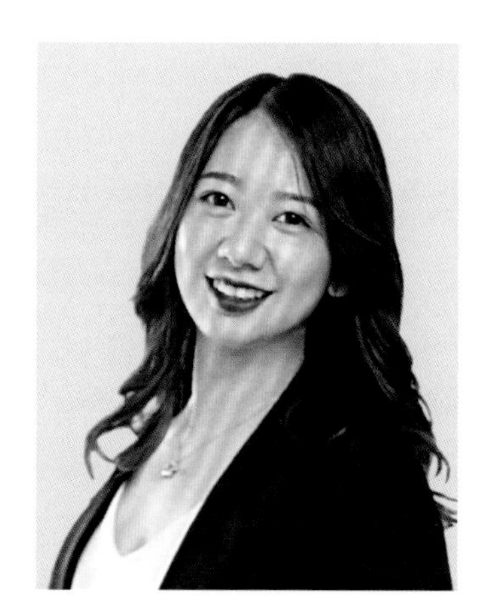

陈蔚蔚

博士，副研究员，硕士研究生导师。毕业于英国格拉斯哥大学，现就职于广西医科大学再生医学研究中心，任再生医学与医用生物资源开发应用省部共建协同创新中心办公室副主任、中西医结合专家志愿者委员会委员。

主要研究方向为骨与软组织再生修复的基础与临床转化研究。其中“Ilizarov 胫骨横向骨搬移技术中‘孪生开窗效应与召唤效应’的发现与临床意义”于 2022 年 2 月在《医学参考报》骨科 726-2 期获专题报道。担任 Ilizarov 经典著作《Ilizarov 骨外固定术》（*Transosseous Osteosynthesis*）中译版主译。

近 5 年发表 SCI 收录论文 9 篇，总影响因子 IF=50.06，单篇最高影响因子 IF=10.33，获批专利 2 项。主持国家自然科学基金项目 1 项，参与国家自然科学基金项目 2 项，主持广西自然科学基金项目 1 项。

序一

蓦然回首，我的骨科大夫生涯已过了 48 个春秋，在掌握和应用的诸多技术当中，治疗慢性骨髓炎的“牛鼻子引流”（Nose Ring Drainage，NRD）技术可谓终生相伴。我至今仍频繁应邀赶赴临床一线，处理棘手的难治性骨髓炎与各种复杂的感染创面。NRD 技术如同挽救围棋残局的妙手，令局势峰回路转——技术简单实用，转归真实有效。

NRD 技术是我的导师、哈尔滨医科大学黄殿栋教授发明的治疗慢性骨髓炎的方法。其原理是：用两根并行的点滴用硅胶管贯通感染病灶，引流管的入口和出口不封闭，将引流管的出口留置在肢体（病灶）的最低位置，使得创口内呈现“释压状态（引流通畅）”，从而形成不间断的“持续清创作用”。随着炎性分泌物的持续排出，“死腔”最后逐渐被消灭，创口自然修复治愈。NRD 技术的灵魂就是永远不会发生阻塞。

我在跟随黄殿栋教授工作的最初阶段，认为“牛鼻子引流”（NRD）这种方法很土气，结果使用当时常用的对口抗生素负压引流、带抗生素的骨水泥链珠等方法，再加上“彻底的病灶清除”等屡屡失败后，最后还是要用 NRD 来“收拾残局”。适时地应用 NRD 技术，病灶深在、边界不清的骨髓炎会得到有效控制，达到治愈的目的。随着炎症被控制，其他合并症问题也都会迎刃而解，如结合 Ilizarov 外固定组织再生修复技术，利用自身的带血运的活性骨块，可不扩大病灶清除、不切除“感染骨”同步治疗骨缺损及软组织缺损等合并症，这种转化再生修复效果确实有效，可以大大缩短治疗时间。“简单的方法，可以创造奇迹。”这正是我们对外科技术的一种追求。黄殿栋教授曾说：“长年积累的临床经验告诉我们，单纯依据细菌培养结果使用抗生素治疗难治性骨髓炎往往难以奏效。应用抗生素治疗感染是内科医生的工作，外科医生要用毕生的精力钻研和用好治疗骨髓炎的引流技术。”

2005 年，我在国外学术会议上介绍了 NRD 技术后，受到了参会医生的关注，经俄罗斯库尔干 Ilizarov 中心的柯柳申教授提议，为了更好地推广这项技术，我把其英文名称命名为 NRD（Nose Ring Drainage），以至于后来意大利米兰大学的卡塔尼教授称赞 NRD 技术是治疗难治性骨髓炎“魔术般的技巧（magic skills）”。国内谢肇教授评价 NRD 技术是“可完成不间断病灶清除的方法”。

20 世纪初我开始掌握了被誉为“骨科里程碑技术”的 Ilizarov 外固定技术，其灵魂是“牵张组织再生原理”，其中的骨搬移技术也是治疗上述慢性骨髓炎伴有骨缺损、软组织缺损等难治病例的“金标准”。骨搬移可修复骨髓炎形成的大块骨缺损，消灭感染死腔，而 NRD 技术可发挥控制感染的威力，二者相得益彰。

Ilizarov 医师坚信新骨再生修复可消除感染，他的名言："感染在再生之火中燃烧……"。这一概念对于感染的治疗十分重要，新生骨再生过程中可以增加病灶局部的血供，有助于全身免疫因子释放以消除感染。Ilizarov 医师治疗慢性骨髓炎还有一个鲜为人知的"秘籍"，就是在这个过程中"骨需要呼吸"！这个"呼吸"就是要持续做好创口深部引流，提高创口内血氧饱和度，这与 NRD 技术殊途同归。

骨搬移技术是目前公认的有效治疗难治性骨髓炎的方法之一，但确实还有一部分更复杂的骨髓炎病例感染复发或迁延不愈，关键问题是组织中肉眼看不到的微小脓腔（"细菌培养箱"）得不到清除。针对上述问题，应用 NRD 技术可以有效地去除残余慢性感染，起到了"持续不断清创的作用"！

2002 年我们将 NRD 技术与骨搬移技术的优点相结合，开始应用"开放式骨搬移手术"同步治疗骨髓炎伴多种合并症，迄今为止已积累了几十个病例的临床经验，所有病例均获得了良好的效果。"开放式骨搬移手术"的操作，全手术过程在感染的创面上进行，对外露骨、感染骨不做切除，也不对炎性软组织做"彻底清除"，即所谓"清创不扩创原则"。因此，同时应用 NRD（牛鼻子引流）技术控制和治疗感染，是"开放式骨搬移手术"成功与否的"牛鼻子"（治疗关键）。

我们要做有道德的医生，那就要用有道德的技术、有良心的技术、有灵魂的技术。NRD 技术就是有道德的技术、有灵魂的技术。NRD 技术只需要用几根输液管的费用，成本很低。少花钱，不过度医疗，却可以解决患者的恐惧、疼痛和顽疾。NRD 技术的核心和灵魂是：可完成持续不断的病灶清除，而不发生引流阻塞。

黄殿栋教授用一生实践证明了 NRD 技术的有效性，我则继续延用、证明了大半生。如同两千多年前李冰父子主持修建的著名水利工程都江堰，至今它还发挥着惠及众生的作用。NRD 技术就像都江堰一样，是"永远不会阻塞的引流系统"，精髓就在于顺其自然，因势利导。大道至简，此理大抵相同。

历经两代人临床实践考验的 NRD 技术，如果作为一项常用技术进行推广，让广大骨科医生学习和掌握，就有必要将其原理、应用方法、治疗原则等系统整理后介绍给大家。本书结合精选出的 20 多个典型临床病例，分析要点，就如何制订治疗策略，并具体操作展开讨论，把具有真实性（科学性）、有效性（实用性）、可学性（可操作性）的 NRD 技术呈献给骨科同仁，以求在难治性骨髓炎的临床治疗中解决实际问题。

本书的两位中青年主编杨华清教授和田林主任都是有着治疗骨髓炎和应用 NRD 技术经验丰富的骨科专家，他们想要传承 NRD 技术的激情对本书的问世起到了关键作用，因为他们相信，越是能传承下来的方法越有生命力，经典是永远不会过时的。典籍如灯，照亮世人。

还有主编陈蔚蔚博士，她对本书内容的设计、基础章节的撰写和文字润色贡献了灵感和时间，希望她的工作能让读者对 NRD 技术感兴趣，并看到一本让心灵飞翔的书。

“世上沉疴逢妙手，人间青史记良医”——谨以此书敬献给已故恩师黄殿栋教授。

曲 龙

序二

骨髓炎治疗是困扰临床医生的常见难题，在认识水平和治疗技术高度发达的今天依然如此。骨髓炎临床症状与体征取决于患者全身 / 局部免疫力、致病菌毒力 / 数量、病灶局部环境（坏死组织、异物、死腔、稳定性）三大要素。因此，骨髓炎本质上是一个疾病谱，不同个体间差异巨大。根据不同个体的治疗需求，不同文化传统、不同地区的医疗单位在漫长实践过程中逐渐形成了种类繁多的治疗方法。这些治疗方法常以一种特定技术为支撑，在特定历史条件下、特定类型骨髓炎治疗中发挥重要作用。但随着时间的推移、环境的变化，尤其是作为骨髓炎治疗的通用手段时，其弊端就日益显现出来。要进一步提高治疗水平，对现有治疗方法进行归纳总结，明确技术发挥作用的机制、适应证及其缺陷乃当务之急。

美国医生 Hiram Winnett Orr 在 1929 年对希波克拉底时代以来骨髓炎的不同治疗方法进行了系统归纳总结，表明任何一种有效治疗方法必然包括病灶清创、局部稳定以及病灶引流三项治疗措施。“清创、稳定、引流”一起构成了骨感染治疗原则的雏形，为现代骨髓炎的治疗奠定了基础。治疗原则的不断完善、各项治疗措施所含技术的不断进步成为骨髓炎治疗水平提高的重要标志。1944 年，人工合成抗生素——金霉素的出现标志着抗生素时代的到来，杀灭病灶细菌有了生物学手段。1946 年，英国医生 Stark 发现病灶清创后局部死腔的消灭至关重要，采用局部肌瓣填塞的方法极大地提高了骨感染控制率。至此，以“清创、稳定、引流、消灭死腔、抗生素应用”为内容的现代骨髓炎治疗原则正式形成。在这一原则指导下，治疗技术不断进步，包括外固定架技术的应用、抗生素骨水泥的局部应用、皮瓣技术尤其是游离皮瓣技术的应用以及不断进步的局部引流技术。这些技术的出现更好地解决了病灶扩大清创造成的不稳定、覆盖、死腔以及渗出等问题，使彻底清创的实现、骨髓炎的快速根治成为可能。要进一步提高骨髓炎治疗整体水平，分别对单一治疗技术进行归纳总结以明确其适应证、规避其缺陷至关重要。

病灶引流技术在骨髓炎治疗中占有重要一席，但缺乏系统的归纳总结；曲龙博士的新作《NRD 技术治疗难治性骨髓炎与软组织感染》一书填补了这一空白。牛鼻子引流（Nose Ring Drainage，NRD）技术是 20 世纪 80 年代哈尔滨医科大学黄殿栋教授发明的慢性骨髓炎病灶持续引流技术，主要是应用两根并行的点滴用硅胶管贯通感染病灶，将引流管的出口留置在肢体（病灶）的最低位置，从而对整个病灶形成持续的充分引流。随着炎性分泌物的持续排出，健康组织逐渐生长，最终消灭“死腔”，从而实现骨髓炎治疗之目的。

黄殿栋教授所处的时代，血源性骨髓炎是主体，患者年龄小、愈合能力强、病灶范围小，在清除明显死骨后，通过持续不断的引流往往能够实现骨感染控制。那个年代骨髓炎病灶的引流主要靠开放换药来完成，其缺点是患者痛苦、医者工作强度大、治疗费用高、引流效果不尽如人意。NRD 技术的优点在于引流充分、发生阻塞的概率低、患者痛苦小、治疗费用低、医生工作强度小。可以说，NRD 技术是那个时代骨髓炎治疗的巨大进步。

进入 21 世纪以来，随着我国社会经济的快速发展、骨折手术内固定的广泛开展，创伤后骨髓炎成为主体。与血源性骨髓炎相比，创伤后骨髓炎病灶更为广泛，治疗涉及的问题更为复杂，往往要兼顾稳定、覆盖、复杂骨重建等多个问题。在新的历史时期，如何继续应用 NRD 技术并发挥其优势？如何改进 NRD 技术，克服其护理不便的缺陷？曲龙博士在其新作中通过大量详实的病例对以上问题做出了回答。

需要指出的是，曲龙博士是国内骨感染治疗领域的先行者，因“骨搬移哈尔滨现象”、NRD 技术享誉业内；新作正是曲龙博士总览业内新锐对 NRD 技术进行的系统回顾、总结与探索。作为一位骨感染治疗领域的后来者，我对 NRD 技术知之甚少。开卷有益，相信本书的出版一定会使每一位读者获益，并有利于我国骨髓炎治疗水平的进一步提高。

谢　肇

专家学者对骨髓炎治疗与对 NRD 技术的评价

长年积累的临床经验告诉我们，单纯依据细菌培养结果使用抗生素治疗难治性骨髓炎往往难以奏效。应用抗生素治疗感染是内科医生的工作，外科医生要用毕生的精力钻研和用好治疗骨髓炎的引流技术。

黄殿栋　哈尔滨医科大学第一附属医院

对骨髓炎你能做到彻底清除病灶吗？如果能做到，那术后就不应该用抗生素……

王澍寰　北京积水潭医院

NRD（牛鼻子引流）是鄙外慧中的技术。

康庆林　上海市第六人民医院

NRD 可以起到“持续不断地清创的作用”！

谢　肇　陆军军医大学西南医院

VSD（负压封闭引流）解决表浅感染问题，NRD 解决深层感染问题，就像呼吸困难时使用氧气罩就可缓解，若要抢救生命就必须进行“气管插管”（NRD）。

NRD 是有良心的技术、有道德的技术、有灵魂的技术，它的灵魂就是不发生堵塞，持续不断地清创排污。

杨华清　首都医科大学附属北京康复医院

应用 NRD 技术可不用做“彻底的骨髓炎病灶清创”，而是有针对性、选择性地进行“生物学清创”。

万春友 天津市骨科医院

众所周知，治疗骨髓炎的原则为：彻底清创，持续且充分地引流，消灭死腔，合理应用抗生素。若原则贯彻到位，骨髓炎的治疗应无复发之虞。但以往骨髓炎复发屡见不鲜，盖因医生们未能完全贯彻前述之原则。而骨搬移对肢体力学稳定的支撑以及生物学确凿的再生，使我们骨科医生在面对坏死骨的清创时不再投鼠忌器，从而达到彻底清创之目的；加之正确的引流可以达到持续充分去除组织渗液的效果，使细菌失去生长繁殖的基础，假以时日，彻底清创所形成的死腔在骨搬移再生效应的作用下可被完全修复，此即骨髓炎治愈之时也。我们将骨搬移联合 NRD（牛鼻子引流）的治疗骨髓炎之方案类比于倚天剑合璧屠龙刀，若能将两者正确合理地应用，骨科医生既往面对的骨髓炎难题将迎刃而解矣！

花奇凯 广西医科大学附属第一医院

NRD 是永远不堵塞的引流系统工程→轻轻拨弄即可保持通畅。

NRD 犹如在大海深处的呼吸→低位和穿越呼吸深长。

NRD 是奥斯卡奖最佳配角→主角 MS（显微外科技术）、MT（膜诱导成骨技术）、IT（Ilizarov 骨搬移技术）都可以更换，但 NRD 不可被替代！

朱跃良 浙江大学医学院附属第二医院

应用 NRD 技术处理骨髓炎皮瓣移植术治疗后的反复感染如同“釜底抽薪”。

田 林 重庆长城骨科医院

我们对骨髓炎治疗的思考是：严重的创伤造成了骨质的多处断裂并损坏了广泛的血运，为细菌生长提供了温床，而细菌大量繁殖所形成的菌栓和脓液又进一步阻断了血运，侵蚀了骨质，导致大面积的缺损；而 NRD 为病灶打开了通路，让病菌无法蓄积，脓液不能淤堵。当结合 Ilizarov 骨搬移技术再生重建了新生的微毛细血管网后，NRD 就像炉灶的气道，为那再生之火提供了足够的氧气，通过畅通的气道，细菌被熊熊地燃烧掉！

宋　琦　哈尔滨市骨伤科医院

NRD 是有氧贯通式引流技术。

武超杰　贵州华夏骨科医院

应用骨搬移技术治疗骨髓炎，“感染在再生之火中燃烧……骨是需要呼吸的”。

伊利扎诺夫　俄罗斯库尔干 Ilizarov 医学中心

解读骨髓炎感染是如何“燃烧”的……

- 感染病灶清创不扩创……
- 应用 Ilizarov 牵拉再生原理治疗（骨延长或骨搬移）
- 应用环形外固定架固定后力线要好
- 术后站立行走（站立是最好的治疗）
- 强调使用 1.8 mm 骨针（有引流作用和提高创口内血氧饱和度）

术后 30 个小时后开始“燃烧”，组织再生开始修复，含氧量增加，不断排除掉组织中的有毒物质（细菌），主要是通过血管再生来完成，一直“燃烧”清除到牵拉结束。

柯柳申　俄罗斯库尔干 Ilizarov 医学中心

骨折愈合需要呼吸，骨再生需要呼吸，骨感染病灶需要呼吸和引流。

诺维科夫 俄罗斯库尔干 Ilizarov 医学中心

NRD 是治疗难治性骨髓炎“魔术般的技巧”。

卡塔尼 意大利米兰大学

NRD 技术，可为将亦可为兵。为将者，以一己之力攻克感染；为兵者，在多种复杂治疗中协同作战。其精妙有三：贯穿病灶的高低孔位是对引流和释压理解的深度；一牵一拉间的持续供氧是消灭感染的力度；任何位置的安置和任意时长的佩戴是其灵活应用的广度。NRD 技术低的是其可以忽略不计的成本，高的是利民救民的良心。

任何技术原理的诠释都容易被理解，重要的是如何去发现它。

陈蔚蔚 广西医科大学再生医学研究中心

NRD 技术与 Ilizarov 技术结合是治疗难治性骨髓炎的杀手锏。

千法皆过影，良技乃吾师。

曲　龙 中国航天科工集团七三一医院

目录

第一章　难治性骨髓炎治疗概述

第一节　何谓难治性骨髓炎与难治性创面 ……1
第二节　难治性骨髓炎治疗困难的症结 ……2
第三节　常用治疗难治性骨髓炎的骨科技术 ……3

第二章　NRD 技术的基础

第一节　何谓 NRD 技术（牛鼻子引流技术）……9
第二节　NRD 技术的起源 ……10
第三节　NRD 材料与操作方法 ……11
第四节　NRD 技术的应用原则 ……15
第五节　NRD 技术的原理 ……17
第六节　NRD 技术适应证 ……20
第七节　NRD 技术的拔管时机 ……30
第八节　NRD 技术与治疗骨髓炎其他常用引流方法的不同之处 ……31
第九节　NRD 技术的核心与灵魂 ……36

第三章　NRD 技术的临床应用

第一节　NRD 技术治疗手部感染 ……37
第二节　NRD 技术治疗足趾骨髓炎 ……40
第三节　跟骨骨折内固定术后感染创口难愈合 NRD 的妙用 ……47
第四节　小腿骨髓炎皮瓣移植手术后感染复发的 NRD 应用 ……51
第五节　久治不愈的胸骨骨髓炎 NRD 治疗 ……54

第六节　胸骨骨髓炎皮瓣治疗失败后 NRD 治疗（釜底抽薪）…… 58
第七节　人工膝关节置换术后感染 NRD 应用 …… 63
第八节　人工髋关节置换术后感染 NRD 应用 …… 68

第四章　NRD 与 Ilizarov 技术结合治疗难治性骨髓炎及其合并症

第一节　骨搬移技术与“骨搬移哈尔滨现象”生物学原理发现的临床意义 …… 73
第二节　与难治性骨髓炎治疗相关的 Ilizarov 组织转化再生原理概述 …… 77
第三节　NRD 与 Ilizarov 骨搬移技术结合是治疗难治性骨髓炎的杀手锏 …… 85
第四节　NRD 与骨搬移手风琴技术结合治疗胫骨骨髓炎、骨不连与难治性创面 …… 93
第五节　NRD 与骨搬移技术结合同步治疗骨髓炎、骨缺损与软组织缺损 …… 101
第六节　NRD 与胫骨横向骨搬移技术结合治疗糖尿病足坏疽 …… 110
第七节　NRD 与胫骨横向骨搬移技术结合治疗褥疮 …… 114
第八节　小腿断肢再植术后断端骨髓炎、骨不连、骨短缩等合并症的 NRD 应用策略 …… 120

参考文献 …… 129

第一章
难治性骨髓炎治疗概述

第一节
何谓难治性骨髓炎与难治性创面

各种外科手术后都有可能发生感染，也就是说，零感染几乎是不可能的。骨科手术也不例外，骨髓炎是骨科手术后常见的并发症。

除开放性骨折外，难治性骨髓炎主要是指骨科手术后发生的感染，也称“医源性感染”。针对骨与关节手术后感染治疗的复杂性，有两个世界性的学术组织——人工关节术后感染 [Prosthetic（Peri-prosthetic）Joint Infection，PJI] 学会和骨折内固定手术后感染（Osteosynthesis-Associaed Infection，OAI）学会定期对骨髓炎问题进行学术研讨。

OAI 对骨髓炎的分期见表 1-1-1。

表 1-1-1　OAI 骨髓炎分期

	急性期（早期）	慢性期	晚期
手术后时间	2 周内	3～10 周内	超过 10 周

骨髓炎迁延不愈超过 10 周，就转变成慢性骨髓炎，即难治性骨髓炎，治疗非常棘手。

难治性骨髓炎的治疗到底有多难?

难治性骨髓炎久治不愈，也称“不死的癌症”。其原因大都是外伤骨折内固定手术后发生的感染，也称“骨折病”“医源性创伤性疾病”，除了骨髓炎外，多半还合并有骨缺损、骨不连，以及皮肤软组织缺损感染、足下垂、膝关节僵直等顽疾。上述问题已应用过多种骨科常用方法治疗无效，如抗生素、皮瓣移植、骨移植、负压封闭引流（vacuum sealing drainage，VSD）等。此时，更难的是患者的经济状况多已不堪重负，长期如“上刑”般的换药也让患者苦不堪言。甚至有的患者历经 10 年以上的治疗，花费巨大，最后仍面临截肢选择，患者痛苦，医生扼腕叹息。

（曲　龙）

第二节
难治性骨髓炎治疗困难的症结

难治性骨髓炎治疗困难的症结是什么？

难治性骨髓炎治疗困难的根本原因是复杂的感染病灶，“彻底病灶清除”后肉眼看不见的骨与软组织内残留的“微脓腔”仍然存在，没有被彻底消除，导致感染反复发作。另外还有病灶清除后残留的缺损“死腔”的修复等问题。

一、常用引流技术的缺陷

胶皮条引流、负压管抗生素对口引流、负压封闭引流（VSD）等方法适用于比较表浅的感染治疗。如果感染灶深在，界限不清，这些技术往往效果不佳。若引流不畅，就会发生“堵流”现象，虽然表面“愈合”，但感染很快复发，迁延不愈。

二、如何做到彻底清除病灶

医生在手术中经常会问自己，能做到彻底清除病灶吗？王澍寰院士曾经说过：“对骨髓炎你能做到彻底清除病灶吗？如果能做到，那术后就不应该用抗生素……”（实际上是做不到的）。很多骨髓炎病例感染浸透到骨周围的软组织内，而且无孔不入，这种肉眼看不到的“微脓腔”也是无法做到彻底清除的，这就是骨髓炎复发和久治不愈的原因。

三、抗生素治疗慢性骨髓炎的困惑

长年积累的临床经验告诉我们，单纯依据细菌培养结果使用抗生素治疗难治性骨髓炎往往难以奏效，甚至有些病例治疗到最后也没培养出细菌……黄殿栋教授经常告诫年轻骨科医生：“应用抗生素治疗感染是内科医生的工作。骨外科医生要用毕生的精力钻研和用好治疗骨髓炎的引流技术”。

（曲　龙）

第三节
常用治疗难治性骨髓炎的骨科技术

在讨论如何治疗难治性骨髓炎时，都要提到三大经典骨科技术——显微外科技术、膜诱导成骨技术、Ilizarov 骨搬移技术；此外还有川岛持续负压引流技术与 NRD 技术。

三大经典技术的共同特点是：彻底地切除病灶，目的是试图将感染病灶变成无感染病灶再进行治疗。不同点是对切除病灶后形成的“死腔”，所采取的填充方法各有不同。

骨搬移技术与显微外科和膜成骨技术最大的不同之处是，后述两种方法属于“移植修复技术”，用皮瓣移植覆盖创面，用骨水泥填埋骨髓炎清创后形成的骨缺损，待炎症控制之后再做骨缺损与软组织缺损等合并症的修复治疗。骨搬移技术属于“再生修复技术”，完全利用患者自身再生的组织修复骨缺损，如感染已被控制的骨缺损可通过截骨，搬移骨块一次性修复。如果是骨髓炎，可彻底清创，切除感染骨，利用骨搬移的骨块消灭骨缺损的“死腔”，伴有丰富再生血管网的骨块治疗填埋骨髓炎死腔，这是非常理想和有效的治疗方法。

除了三大经典技术外，治疗骨髓炎的引流技术如川岛持续负压（冲洗）引流技术与 NRD 技术（牛鼻子引流技术）也不可忽略。特别是控制和治疗感染的 NRD 技术，诸多学者（朱跃良等）认为，NRD 技术是控制骨感染的最佳配角，骨髓炎治疗的主角如显微外科技术、膜诱导成骨技术、Ilizarov 骨搬移技术三者可根据医生经验选择应用，但是 NRD 技术不可替换。

一、显微外科皮瓣移植技术

骨髓炎治疗的第一步、也是最重要的一步就是对感染区的彻底清创，它能有效地减少感染的复发率。以皮瓣或复合组织瓣修复创面缺损，使清创不至于太过保守，能大胆地清除所有感染坏死和创周血供不良的瘢痕组织，尽量减少创区的病菌存留，有利于感染的控制。

在骨髓炎患者中，常常同时合并有骨不连、周围感染和软组织缺损骨外露，多重因素相互影响增加了治疗的难度。特别是骨髓炎伴创面缺损患者，对创伤骨科医生来说是一个挑战，因为不仅仅要对创区行彻底的清创、骨折固定和系统的抗生素应用及通畅的引流，还要具备良好的显微外科技术行创面的皮瓣修复。改善局部的血液循环是治疗慢性骨髓炎有效的方法，采用显微外科技术后，可用有血运的组织移植修复清创后的组织缺损，既改善局部血液循环，也可填充创面死腔，这就是采用显微外科技术治疗难治的、久治不愈的慢性骨髓炎的原理。利用皮瓣、肌瓣和其他复合组织瓣覆盖骨髓炎的组织缺损创面，既是对创面组织的修复，又是控制感染的一种重要手段。带有丰富血运的组织瓣转移可闭合创面，增加受区血供，从而改善局部生物学环境，这种血供增加有助于提高受区防御能力、抗生素转运及骨和软组织愈合。将外科皮瓣应用于骨髓炎伴软组织缺损的治疗能有效缩短治疗时间：一是因为它具有以上所述的优点，可以更好、更有效地控制感染；二是因为它能根据创区组织缺损的需要同时完成各组织的修复。

以发生率较高的胫骨创伤性骨髓炎为例，胫骨中上段创伤性骨髓炎伴软组织缺损首先选择的是腓肠肌肌内外侧头肌皮瓣。由于组织量丰厚、血运丰富且肌瓣能充分填塞死腔，故其在中上段骨髓炎伴软组织缺损骨外露的治疗中得到广泛应用。胫后动脉逆行岛状皮瓣、腓肠神经营养血管皮瓣、胫后动脉肌穿支筋膜皮瓣，适用于修复胫骨中下段创伤性骨髓炎合并中小面积软组织缺损创面。游离皮瓣具有皮瓣面积大、组织量充足的优点，适合于修复胫骨各段创伤性骨髓炎合并大面积软组织缺损创面。游离腓骨、髂骨、肩胛骨皮瓣适用于胫骨骨髓炎伴软组织缺损的一期同时修复。

骨髓炎的治疗一直是骨外科的难题。目前治疗的主流方法均有其优缺点，显微外科技术治疗最为明显的优势是当面对骨髓炎合并软组织感染缺损时，可明显减少手术次数、缩短病程、减轻患者的痛苦和经济负担。常用于修复骨髓炎的皮瓣包括各种穿支皮瓣、皮下组织瓣、改良肌皮瓣、肌瓣、骨瓣，到各种复合、嵌合组织瓣等。

显微外科皮瓣移植技术存在的问题有：

（1）皮瓣治疗若失败，尤其是软组织缺损面积过大的病例，再手术时皮肤供区不足。

（2）合并大块骨缺损、下肢畸形的病例，显微外科不能同时兼顾治疗，需要二期应用其他手术方法处理。

（3）感染的复杂深在创面，肌腱外露、骨外露等，无法进行皮瓣移植修复手术。

典型病例

患者男性，34 岁，2018 年 8 月摔伤导致右胫骨平台骨折，于当地医院手术治疗后切口皮肤坏死，钢板外露，行手术扩创骨水泥填塞，术后窦道存留，持续渗出，诊断为骨髓炎。

2019 年 9 月来我院就诊，取出钢板扩创，胫骨开窗髓内灌洗、腓肠肌内侧头肌皮瓣转位覆盖创面，供区植皮修复。术后 2 年复查皮瓣血运良好，创面无破溃、渗出，胫骨无骨质破坏，骨髓炎治愈（图 1-3-1）。

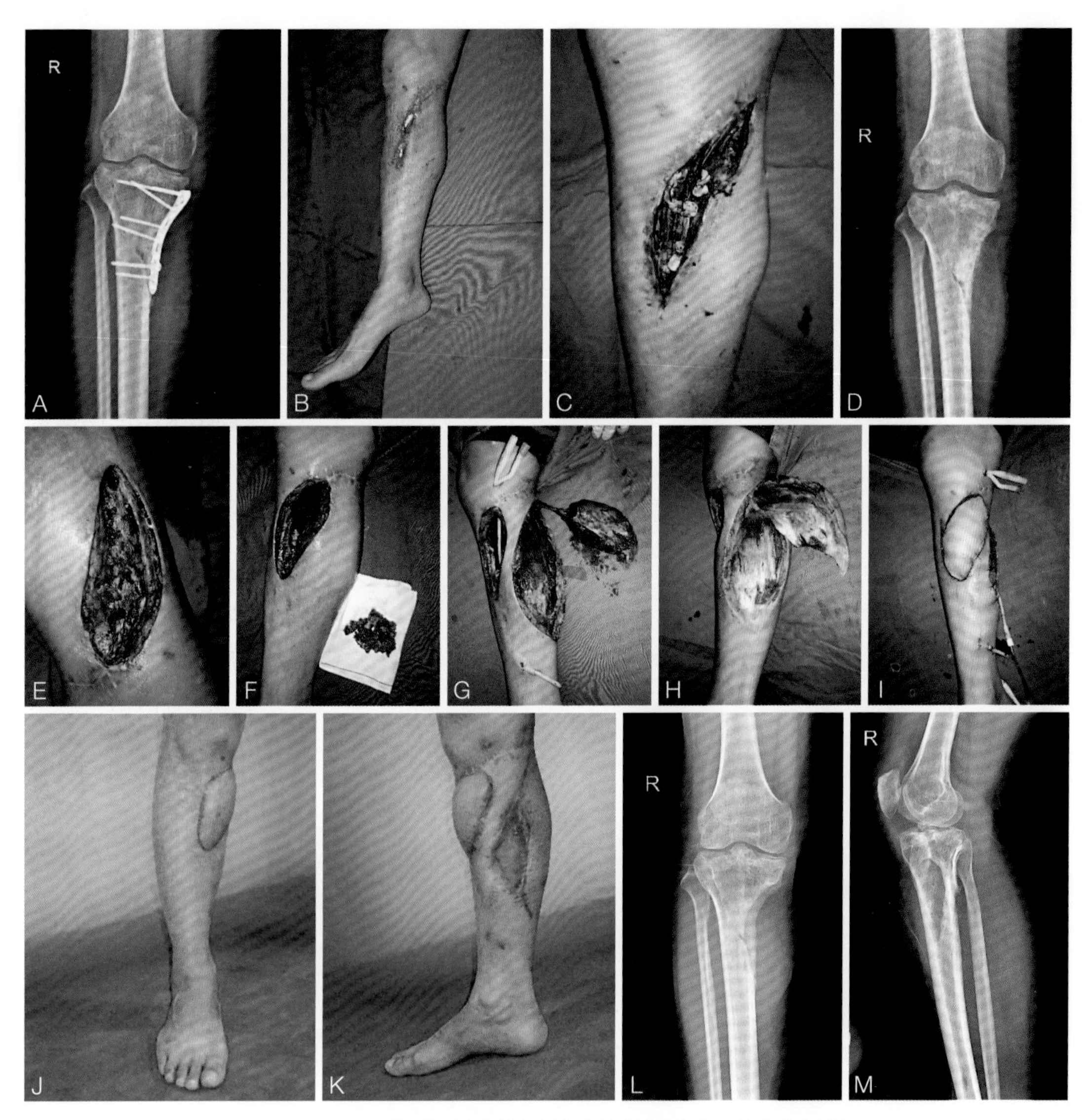

图 1-3-1　显微外科皮瓣转移技术修复骨髓炎、软组织缺损

A、B. 右胫骨平台骨折钢板内固定术后皮肤坏死，钢板外露；C、D. 病灶清除术后骨水泥填塞，窦道不愈合渗出，慢性骨髓炎 1 年；E、F. 再次病灶清除术；G、H、I. 腓肠肌内侧头肌皮瓣转位覆盖感染创面；J、K. 感染创面皮瓣修复治愈；L、M. 骨髓炎治愈

二、膜诱导成骨技术

骨缺损重建一直是困扰难治性骨髓炎救治的一大难题。膜诱导技术最早由法国显微外科医生 Alain Charles Masquelet 于 2000 年发现和提出，其手术方法可概括为清创术中骨缺损处留置骨水泥，进而诱导形成有利于成骨的假膜囊腔。待假膜成熟后，保留假膜、去除骨水泥，并在假膜囊腔内进行自体或者自体混合同种异体骨植骨。通过近 20 年的临床

应用和发展，膜诱导技术已经形成较为完善的骨缺损修复应用和理论体系。

值得注意的是，膜诱导并非骨髓炎感染控制的手段或方法，而是基于感染控制后的一种骨缺损修复技术。该技术的成骨机制主要与骨水泥表面诱导形成的假膜有关。假膜成熟后会在髓腔内形成一个封闭且含丰富毛细血管的囊腔，囊壁内含有丰富的成骨和破骨细胞直接参与成骨。同时毛细血管分泌大量的促骨生长因子（BMP、VEGF、TGF-β 等），协同调节骨缺损修复。在 Masquelet 早期报道的 35 例感染性大段骨缺损患者中，所有患者均在术后 4 个月获得影像学愈合，随访结果令人振奋。

膜诱导技术存在的问题有：

（1）自体骨来源有限仍然是限制膜诱导技术临床广泛应用的首要问题。虽然一部分临床医生已经开始采用 RIA（Reamer-Irrigator-Aspirator）进行自体长骨干松质骨取骨或者尝试富血小板血浆（platelet-rich plasma，PRP）与同种异体骨进行骨缺损修复，但仍缺乏大宗病例的临床研究，因此当持谨慎态度。

（2）骨延迟愈合与骨不连。在一部分二期骨重建术后的病例可能出现骨缺损延迟愈合或最终骨不连，其具体原因仍较为复杂。但是应对策略是一致的：在感染完全控制后植骨，坚强固定，充分植骨。

三、Ilizarov 骨搬移技术

治疗骨髓炎骨缺损的骨搬移技术的文献最早见于 1969 年。以发生在胫骨中段的骨缺损为例，具体方法是在胫骨近端做截骨，然后将截断的骨块逐渐向胫骨缺损远端移动，最后缺损间隙逐渐被填埋修复，移动骨块搬移后形成的缺损间隙则按照骨延长方式修复（图 1-3-2）。骨搬移技术的优点是大段骨缺损无须进行复杂的大块骨移植，完全利用自身的组织再生修复骨缺损。该技术 20 世纪初被广泛应用，并被称为大段骨缺损治疗的“金标准”。

Ilizarov 医师发明的骨搬移技术的基础是他所提出的“张力 - 应力法则”，即最初的“牵拉成骨”（distraction osteogenesis，DO）延伸到“牵拉组织再生”（distraction histogenesis，DH），即各种组织（包括骨骼、神经、血管、肌肉、皮肤等）在缓慢定量的牵拉作用下，均表现出极强的再生能力，这也为骨髓炎骨缺损的修复，包括皮肤等软组织的修复治疗奠定了基础。

骨搬移技术存在的问题：

（1）如骨髓炎彻底病灶清除后形成大块骨缺损（超过 6 cm），由于骨搬移治疗（每天 1 mm 搬移）时间较长会发生外固定针松动，出现外固定架变形等问题。

（2）部分病例骨搬移骨块与骨端会师出现骨不连等问题。

（3）部分骨髓炎骨搬移手术治愈后，出现感染复发。

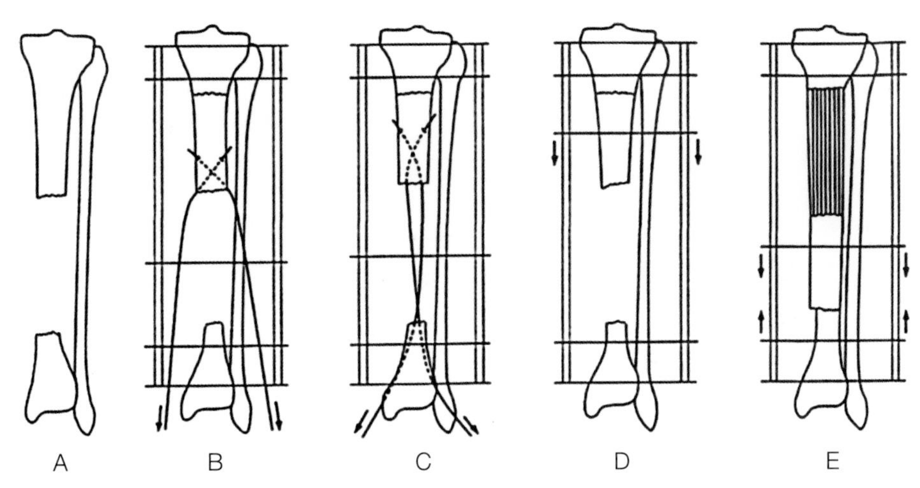

图 1-3-2　骨搬移技术治疗骨缺损示意图

A. 胫骨干骨缺损；B. 外固定器固定并进行截骨，运用对侧钢丝方向骨搬移方法（钢丝不通过骨搬移骨块和骨远端的骨髓腔）；C. 外固定器固定并进行截骨，运用骨髓内钢丝骨搬移方法（钢丝通过搬移骨块和骨远端的骨髓腔）；D、E. 外固定器固定并进行截骨，运用横穿钢针骨搬移方法，搬移骨块与骨缺损远端对接（箭头示截骨的牵拉移动方向）

四、川岛持续负压（冲洗）引流技术

川岛持续负压（冲洗）引流技术虽然在使用中存在诸多问题，但应该说是考虑到了引流治疗中遇到的几乎所有问题。因为骨髓炎不能做到一次性“彻底清创”，川岛提出了持续负压（冲洗）引流，还有增强创口局部的“呼吸”（高压氧治疗）；为了防止引流管发生堵塞，还设计了三组特殊的“三通”开关对应。

详见本书第二章第八节　“三、川岛持续负压（冲洗）引流技术”。

五、NRD（牛鼻子引流）技术

NRD 技术应该说是简单地解决了引流治疗中所遇到的几乎所有问题，如引流管堵塞问题等，它最大的特点就是可以“持续不间断地完成病灶清除”作用，不发生堵塞。

详见本书第二章第八节“四、NRD（牛鼻子引流）技术特点”。

（曲　龙　田　林　谢　肇　杨华清　李　强　张鸿悦）

第二章

NRD 技术的基础

第一节

何谓 NRD 技术（牛鼻子引流技术）

NRD 技术（牛鼻子引流技术）是使用两根临床常用的点滴硅胶管，入口和出口对口贯通深部感染创口，是治疗骨髓炎和软组织感染的引流方法。因其形状酷似牛鼻环，俗称牛鼻子引流，英文名为 Nose Ring Drainage，简称 NRD 技术（图 2-1-1、图 2-1-2）。

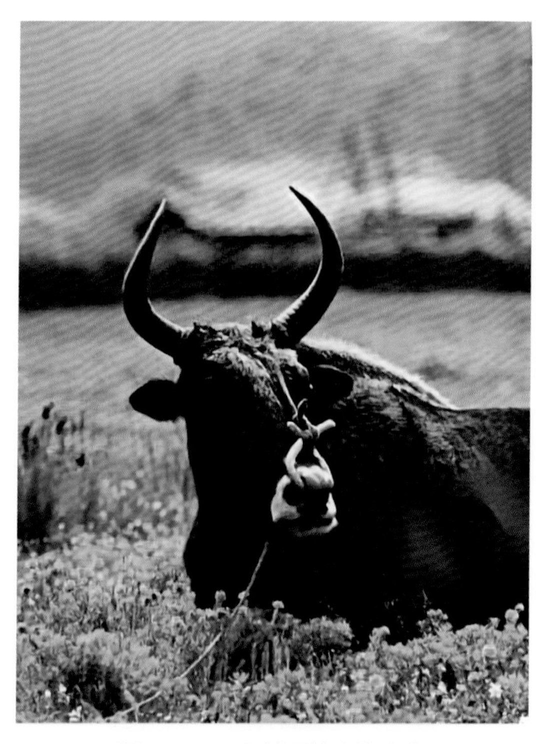

图 2-1-1 香格里拉牛的牛鼻环

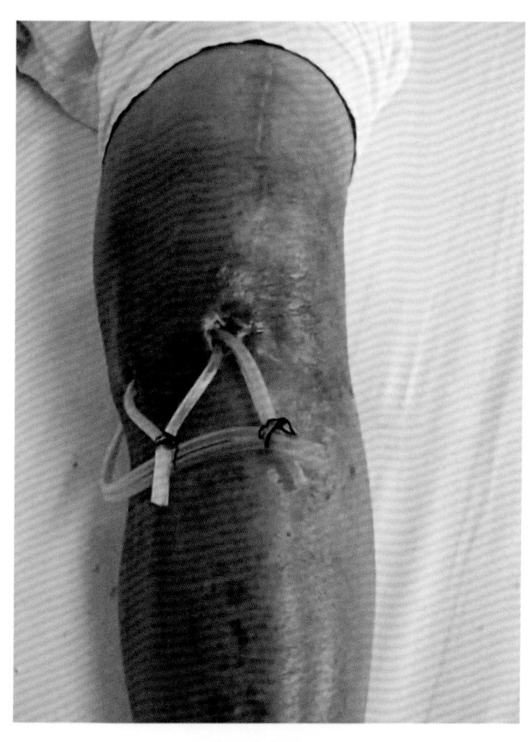

图 2-1-2 牛鼻子引流技术的临床应用（人工膝关节术后感染）

（曲 龙）

第二节 NRD 技术的起源

一、NRD 技术的发明

NRD 技术是哈尔滨医科大学第一附属医院骨外科的黄殿栋教授独创的治疗方法，他从 20 世纪 70 年代开始将“牛鼻子引流技术”用于治疗慢性骨髓炎与软组织感染等复杂的感染。其最初的灵感是受到痔疮“挂线引流方法”的启发，他发现这种方法可以治愈感染和污染同时发生的肛门周围脓肿，以至于后来用此法治疗复杂的久治不愈的感染创口。之后，他的学生曲龙医生一直将此法应用于临床至今（图 2-2-1）。

二、NRD 技术的命名

2005 年，曲龙医生出席在东京召开的外固定技术国际学术会议，学会专题讨论了骨髓炎的治疗问题，会后特邀嘉宾俄罗斯库尔干 Ilizarov 医学中心的柯柳申教授建议将“牛鼻子引流技术”的英文 Nose Ring Drainage 用其单词字首 NRD 表述，命名为 NRD 技术，从而有利于该项技术的推广与国际交流（图 2-2-2）。

三、最早关于 NRD 技术的文献

国内最早关于 NRD 技术的介绍见于曲龙医生编著、2009 年出版的《骨搬移治疗骨缺损与骨不连——Ilizarov 技术的临床应用》一书（图 2-2-3）。国外最早关于 NRD 技术的文章发表在 2013 年 JAEF 会议杂志上。时至今日，关于 NRD 技术治疗感染性创面及感染性骨与软组织缺损的临床应用的文章陆续发表于国内外学术期刊及会议资料。

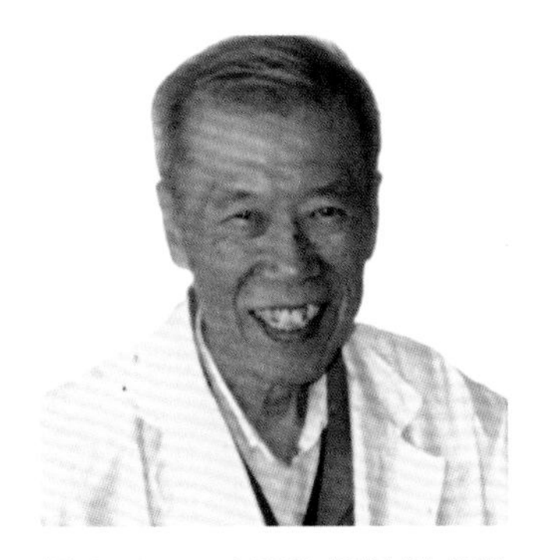

图 2-2-1　NRD 引流技术的发明人黄殿栋教授

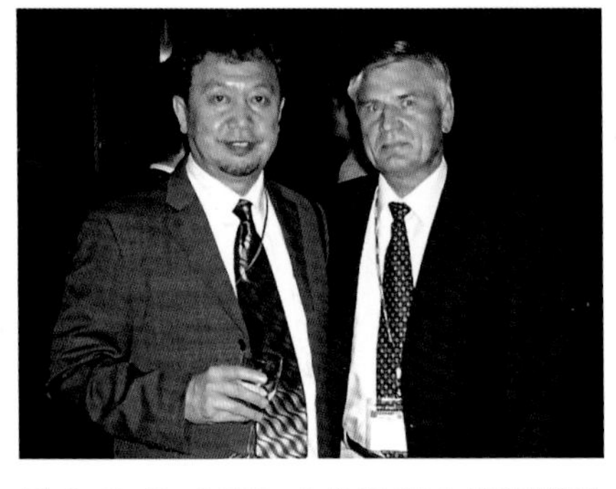

图 2-2-2　NRD 命名发起人俄罗斯的柯柳申教授与本书著者曲龙教授

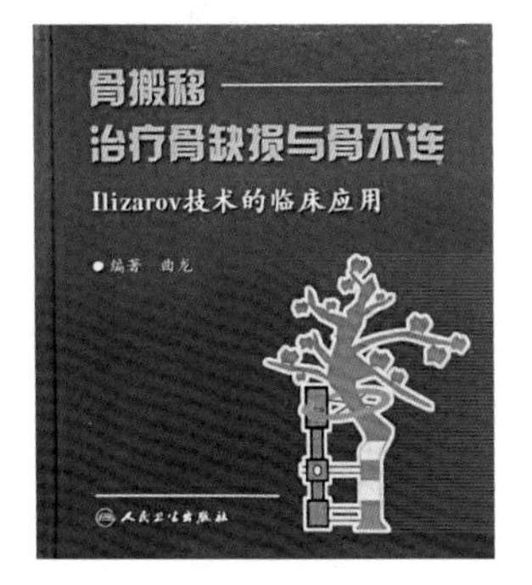

图 2-2-3　国内第一部介绍 NRD 技术内容的著作

（曲　龙）

第三节
NRD 材料与操作方法

一、NRD 使用材料

NRD 操作所需材料为临床常用的一次性输液器硅胶管（图 2-3-1）。不使用输血管，因为输血管比较硬。手指和足趾等部位使用输液器硅胶管前部较细的部分或儿童头皮输液管。

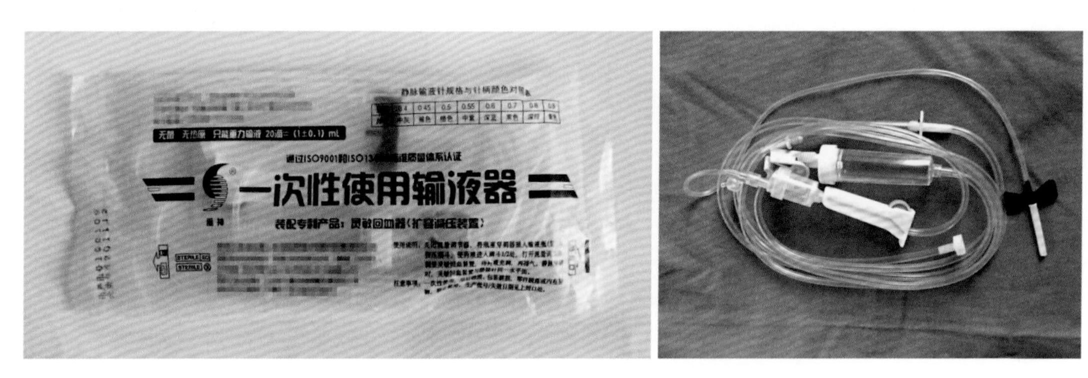

图 2-3-1　NRD 使用材料。一次性输液器包装及外观

二、NRD 操作方法

输液管按照两根管为一组，根据感染的部位和范围，放置 2～3 组。感染严重、深在的创口也可以三根管为一组，以增加管与管之间的间隙，使引流更加通畅。

选择两根等长的硅胶管，根据高低位贯通创口后，用手术缝合线将其捆扎，捆扎处与创口形成的间隙保持约两个手指宽，这样方便术后换药（图 2-3-2）。

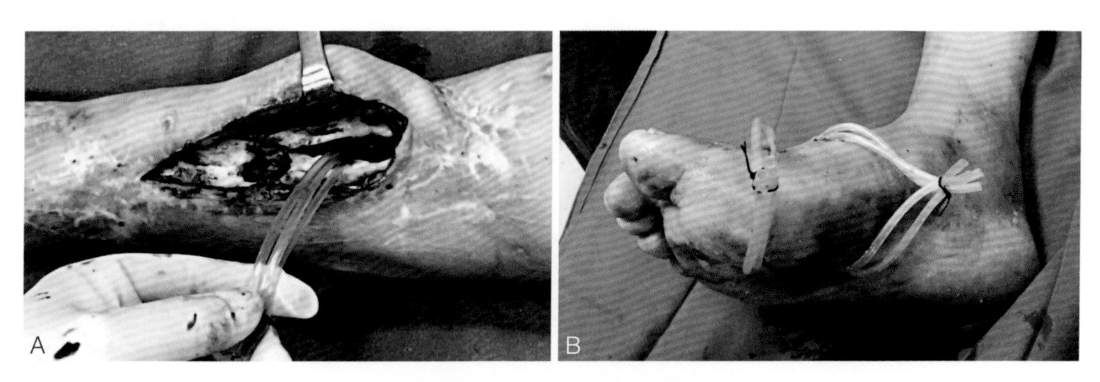

图 2-3-2　NRD 操作方法

A. NRD 贯穿病灶（骨髓腔）；B. NRD 捆扎结构

注意： 因为 NRD 主要是利用两根或三根管之间形成的间隙与不需闭合的引流管入口和出口起到引流作用，因此不可在管上剪孔，否则分泌物会残留在管内形成细菌的培养基（图 2-3-3）。

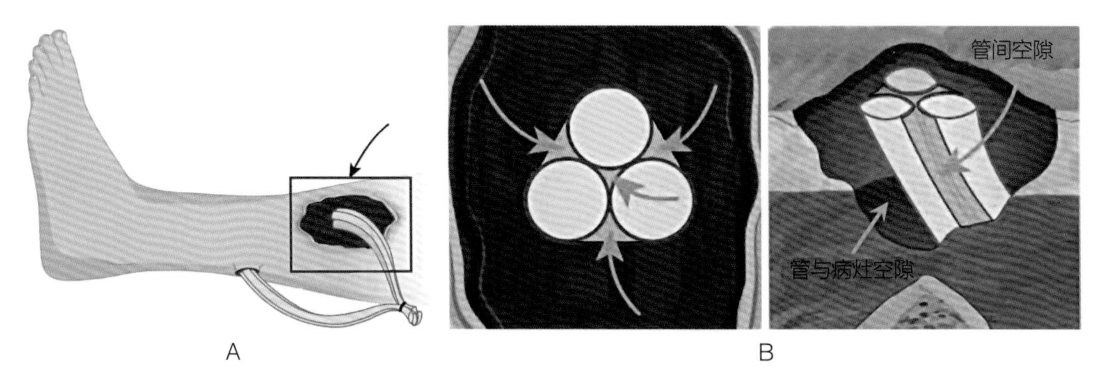

图 2-3-3　NRD 引流管安装图示

A. 不闭合的引流管入口与出口可持续完成引流作用；B. 引流管之间的间隙完成和保持引流作用

三、NRD 操作步骤

1. 根据窦道和 X 线片确认病灶位置，使用长止血钳从入口进入，贯通病灶，钝性分离开至最低位出口（图 2-3-4）。

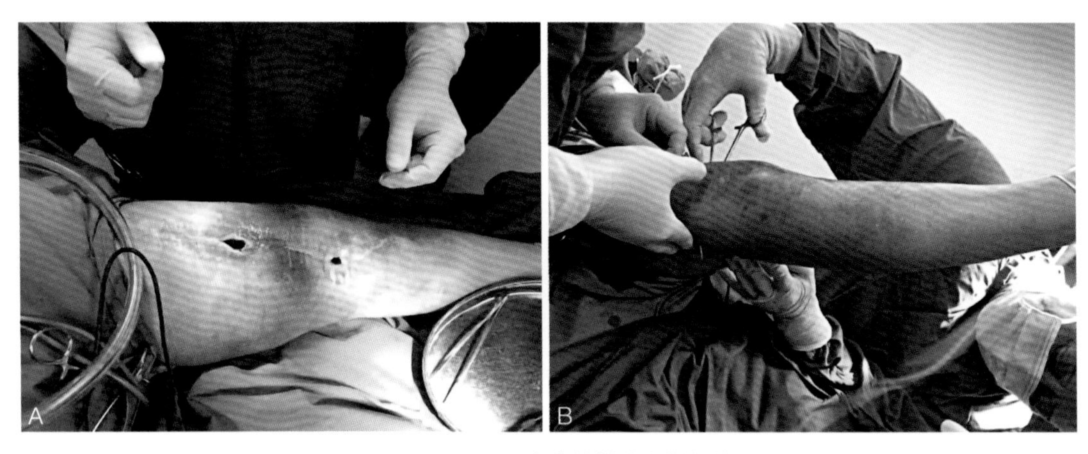

图 2-3-4　NRD 术中钝性止血钳的使用

A. 根据窦道和 X 线片确认病灶位置；B. 使用长止血钳从入口进入，贯通病灶，钝性分离开至最低位出口

2. 使用止血钳钝性扩宽引流管通道；使用止血钳从出口逆向将引流管导入引流管通道（图 2-3-5）。

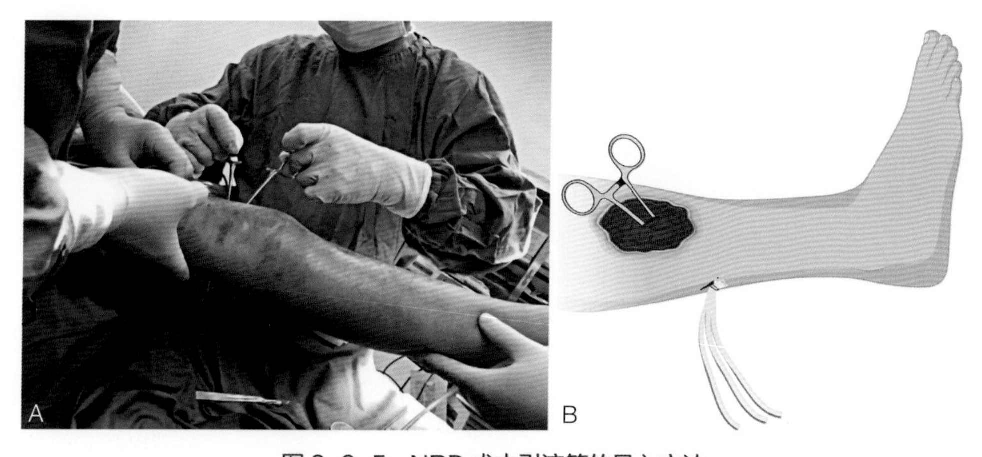

图 2-3-5　NRD 术中引流管的导入方法

A. 使用止血钳钝性扩宽引流管通道；B. 使用止血钳从出口逆向将引流管导入

3. 引流管最少两根为一组，引流管两端捆扎后呈牛鼻环状（图 2-3-6）。

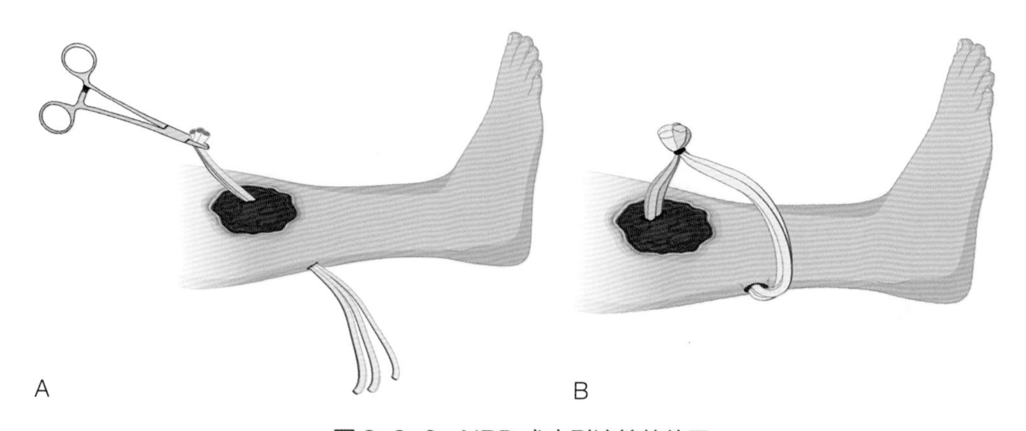

图 2-3-6　NRD 术中引流管的使用

A. 引流管最少两根为一组；B. 引流管两端捆扎后呈牛鼻环状

4. 用力牵拉引流管，将引流管通道彻底扩开，最后确认 NRD 是否能达到最低位出口引流要求（图 2-3-7）。

四、钝性止血钳的使用

NRD 的置管操作技术最重要。最安全的方法就是不用手术刀，使用长弯止血钳钝性分离贯通 NRD 引流管置入通道，然后夹住引流管的一端送入至出口，使用钝性止血钳可安全地通过任何危险病灶部位（图 2-3-8）。

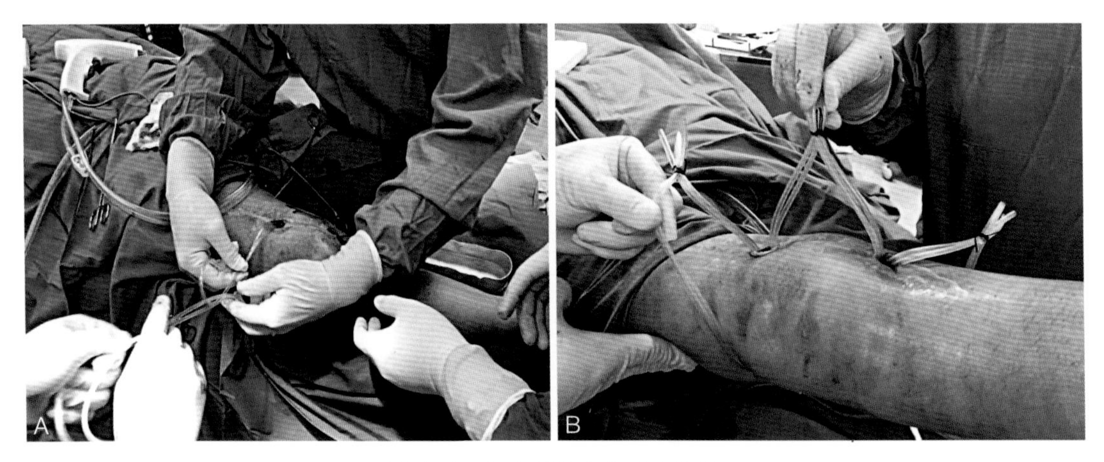

图 2-3-7　NRD 安装后的检查

A. 用力牵拉引流管，将引流管通道彻底扩开；B. 最后确认 NRD 是否能达到最低位出口引流要求

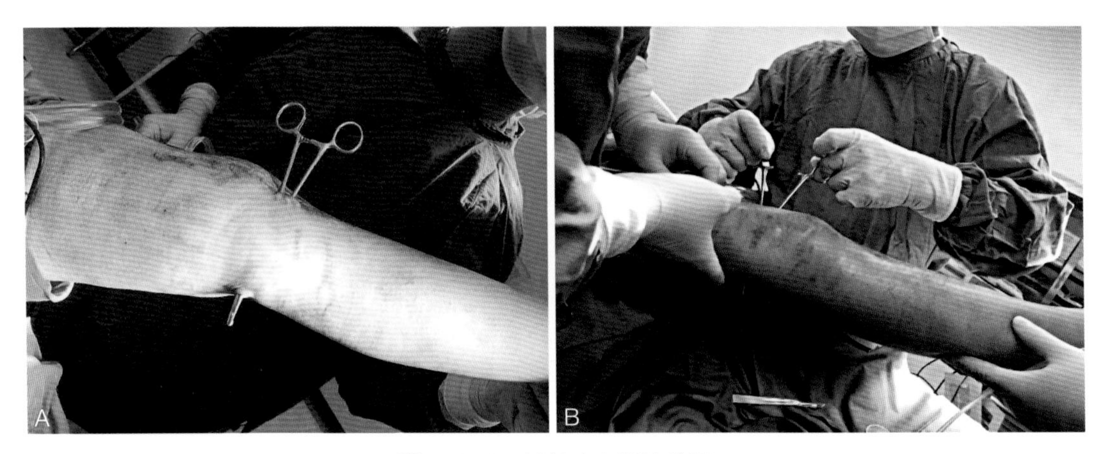

图 2-3-8　钝性止血钳的使用

A. 使用长弯止血钳钝性分离贯通 NRD 引流管置入通道；B. 使用钝性止血钳可安全地通过任何危险病灶部位

五、NRD 术后换药

NRD 技术是目前使用的各种引流术后换药时患者痛苦最小的方法。换药时只需在引流管的入口和出口处，将引流管外露部分用聚维酮碘消毒 2～3 cm 范围，然后在消毒范围内牵拉引流管即可，其目的主要是保持病灶的引流通畅。随着创口逐渐好转，换药时还要上下提拉 NRD 引流管，目的是消除创口通道内形成的间隔，消灭死腔（图 2-3-9）。

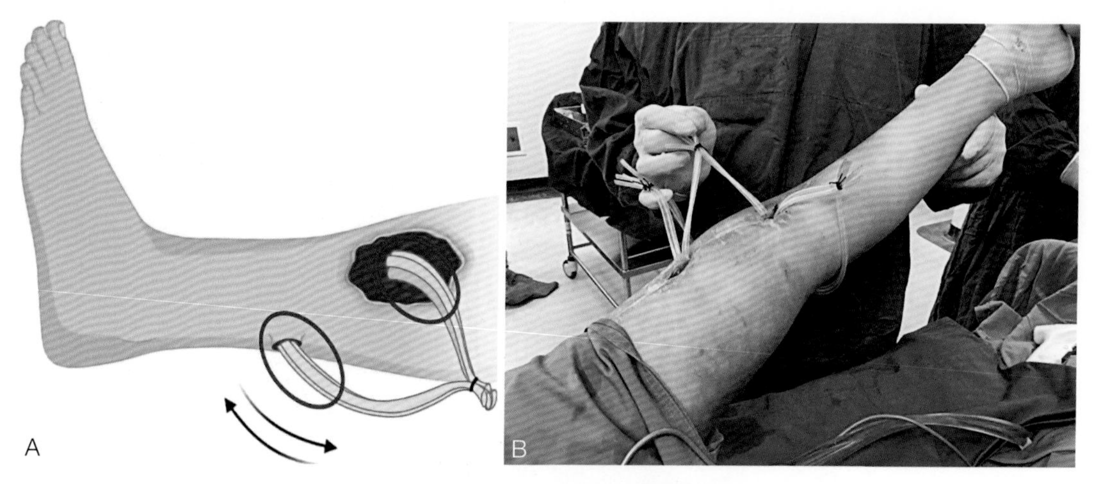

图 2-3-9　NRD 术后换药操作方法

A．换药时在引流管出入口消毒范围内来回牵动，保持引流通畅；B．换药时还要上下提拉 NRD 引流管，目的是消除创口通道内形成的间隔，消灭死腔

（曲　龙　陈蔚蔚）

第四节
NRD 技术的应用原则

NRD 技术的应用原则至关重要：一是不封闭引流管的入口与出口，二是要贯通病灶，三是要选择最低位出口。

一、不封闭引流管的出口与入口（不会阻塞）

引流管入口与出口因为是开放的，不形成负压，不会造成阻塞，还可以保持创口内氧分压充分的状态（图 2-4-1）。

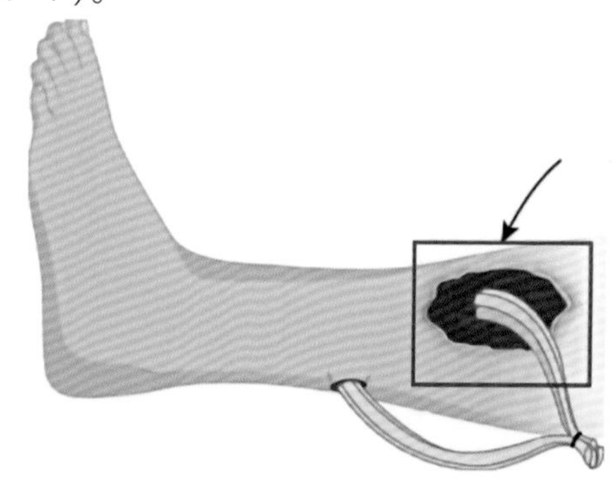

图 2-4-1　引流管入口与出口因为是开放的，不形成负压，不会造成阻塞

二、贯通病灶（充分引流）

充分引流就是引流管必须要通过病灶。如图 2-4-2 所示，如胫骨骨髓炎发生在骨髓腔内，可根据感染窦道和 X 线片判断病灶部位。必须在胫骨上方开槽凿开骨皮质，下方（胫骨后方）骨皮质用电钻磨薄呈沟槽状，然后用长止血钳头钝性突破胫骨下方沟槽形状骨皮质，最后将两根引流管送出小腿下后方。

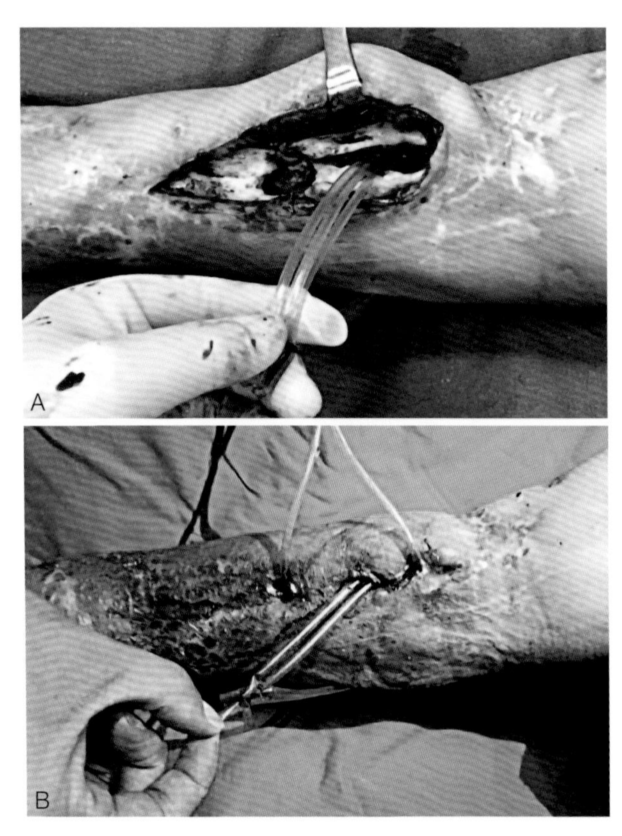

图 2-4-2　NRD 的安置

A. 充分引流就是引流管必须要通过病灶（骨髓腔）；B. 一组引流管出口在小腿患部的最下方（后方），小腿前方的另一根引流管的目的是患者站立时，创口内的分泌物也可以从最下方（远端）排出

三、最低位出口（引流通畅）

引流管的最低位置出口，可以顺其自然地保持引流通畅。引流管的安放要贯通病灶，要有入口，还要有出口，重点是出口位置必须位于患肢或患部的最低位置。最低位置一是卧位时（睡眠）引流管的出口在患肢患部的最下方；二是站立时创口内的分泌物要从最下方的引流管出口流出（见图 2-4-2B）。

（曲　龙　陈蔚蔚）

第五节
NRD 技术的原理

一、NRD 技术的指导思想

当遇到了难治性骨髓炎的病例，甚至遵循经典教科书的理论和应用了各种代表性的治疗方法对应无效而束手无策时，我们想到了中国贤人的“尽信书则不如无书”这句名言。西医学鼻祖希波克拉底也讲过：“在寻求真理的道路上，最重要的是要贴近自然”。NRD 技术可谓老子“顺其自然，无为而治”的产物，虽然目前传统的医学教科书中还没有记载，但 NRD 技术的应用让我们如有“千法皆过影，良技乃吾师”之感。

二、NRD 技术的释压效应

NRD 技术原理的纯理论解读就是释压效应。比如中国的紫砂茶壶，有壶盖上的小孔和壶嘴两个出口，若把壶盖上的小孔用手指堵上，里面的茶水就从壶里倒不出来，若打开壶盖上的小孔，茶水就可以很顺畅地倒出来（图 2-5-1）。NRD 技术的原理与紫砂茶壶一样，开通两个出口释压是关键。

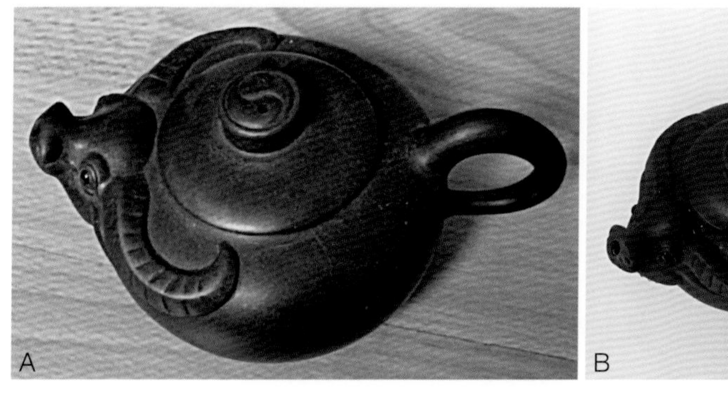

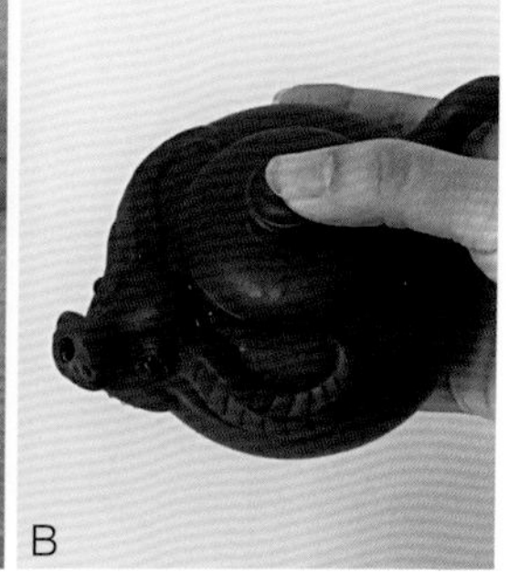

图 2-5-1 茶壶释压原理

A. 壶盖上的小孔和壶嘴两个出口；B. 把壶盖上的小孔用手指堵上，里面的茶水就从壶里倒不出来

三、NRD 低位出口的物理作用

NRD 技术的关键就是引流的出口要留置在患肢和患部的最低部位，这与中国成都有两千多年历史、李冰父子设计修建的水利工程都江堰原理一致（图 2-5-2）。都江堰因势利导，利用高和低的地势，开凿出低于主河道的分水渠，即便是枯水期，河水也会不间断地沿着人工开凿的分水渠，流向地势相对较低的成都平原，惠及众生。NRD 引流的最低部位出口也是如此，不间断地把炎性分泌物最后排净。

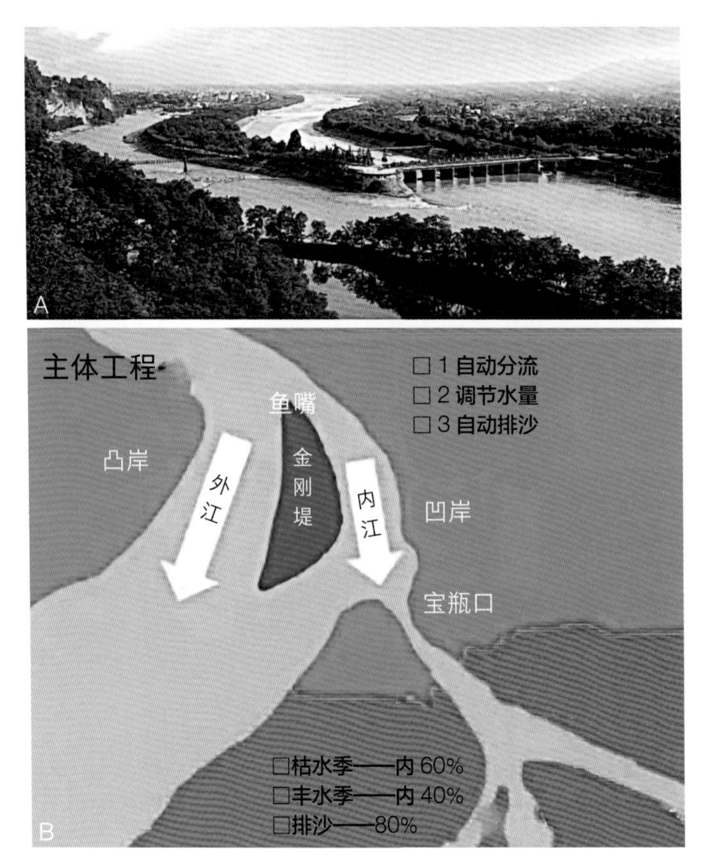

图 2-5-2　都江堰水利工程原理图

A. 第一道工程是鱼嘴工程，它修建在岷江的弯道处，汹涌的水流到了这里会被这道“分水堤”分为内江和外江，外江排洪，内江通过宝瓶口流入成都平原。B. 四六分水：李冰治水时让内江河床低于外江，在冬、春枯水季节，岷江水位较低，河流主流线多靠近河谷凹岸流去，分水堤将约 6/10 的江水流入内江，4/10 的江水流入外江，保证了灌区的用水量。

四、NRD 让创口深呼吸（提高创口内血氧饱和度）

NRD 由于不闭合引流管的入口与出口，就使骨髓炎创口内一直处于“呼吸通畅”的状态。有关创口“呼吸通畅”暨血氧分压提升对骨髓炎治疗有效的作用包括：

（1）增强白细胞的杀菌作用：感染创口内血氧分压的提升，可使白细胞的杀菌力增强。白细胞内的氧有助于超氧化物、次氯酸盐等转化成高能量的自由基，这种高能量的自由基和细菌的杀菌力与局部的血氧分压呈正比。白细胞的杀菌作用需血氧分压要保持在 30～40 mmHg，骨髓炎创口内血氧分压一般在 0～20 mmHg，如果血氧分压能提升至 45～150 mmHg，白细胞的杀菌效果可增强 40%。

（2）促进创口肉芽组织愈合：给缺氧的感染组织提供充分的有氧环境，通过改善毛细血管的通透性，可有效阻止组织的坏死。正常的有氧环境下组织内的血管呈收缩状态

（血流通畅），若缺氧组织内的血管呈扩张状态（淤血），随着感染部位有氧环境的改善，血管收缩功能恢复，局部的水肿也会明显改善。

修复创口软组织肉芽的成纤维细胞，在缺氧状态下（血氧分压 20～30 mmHg 以下），会影响其转化成胶原纤维修复病变部位的功能。当缺氧状态得到改善，修复骨与软组织的胶原纤维和毛细血管开始再生。

（3）促进骨的再生与转化再生修复：破骨细胞的骨吸收功能要在有氧环境下完成，难治性骨髓炎骨组织处于缺血状态，如果不适当地提升局部的血氧分压，破骨细胞则不能发挥骨吸收作用。局部血氧分压若获得提升，破骨细胞功能也随之提高，就可加快坏死骨和感染骨的吸收，骨组织的转化再生速度也会加快。犬的动物实验还证实了提升血氧分压可促进骨痂形成、骨膜成骨和骨缺损内的骨组织再生。

五、实现和保证 NRD 原理实施的具体方法

NRD 的释压效应原理和低位出口的物理作用毋庸置疑。但是紫砂茶壶和都江堰水利工程毕竟和复杂的人体结构不同。难治性骨髓炎创口内部炎性肉芽肿沟壑纵横，脓性分泌物的明渠暗道交错，若要保持创口内释压通透和持续的清创作用，NRD 技术可以发挥其操作简单的特点，只需要在换药时，上下左右提拉引流管，就可以使深部创口内引流通畅，进行深呼吸（引流），并消灭创口内形成的残留分泌物间隔与死腔。NRD 两根引流管之间的间隙可持续保持释压状态而不受其他因素影响（图 2-5-3）。

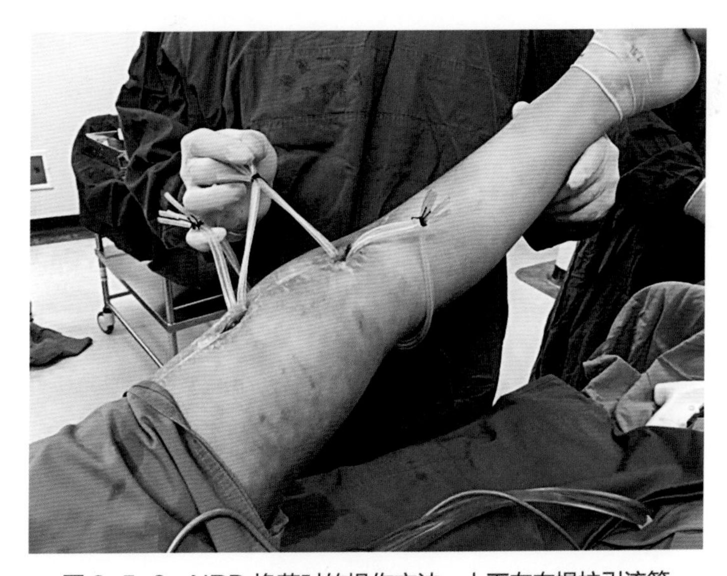

图 2-5-3　NRD 换药时的操作方法，上下左右提拉引流管

（曲　龙）

第六节
NRD 技术适应证

一、难治性骨髓炎与软组织感染 NRD 技术的应用范围

1. 传统的常用引流方法无效；
2. 应用抗生素治疗无效；
3. 危险部位的深部感染；
4. 复杂的细菌培养结果或多次细菌培养呈阴性（原因不明）的严重感染创面；
5. 应用治疗难治性骨髓炎三大经典技术（显微外科技术、膜诱导成骨技术、Ilizarov 骨搬移技术）后感染复发的病例。

二、面临截肢选择的复杂骨髓炎 NRD 技术应用策略

骨髓炎与软组织感染有时会面临截肢治疗，这就是我们要提及的 NRD 技术“终极”治疗的问题。

因为难治性骨髓炎的治疗除了本身的复杂性外，还有很多其他问题是 NRD 技术无法解决的，如患者的家庭经济条件，对以往疼痛的耐受程度和长期治疗的心理承受能力等。NRD 技术不是万能的。有的患者最终虽然无奈地选择了截肢治疗，但 NRD 技术在难治性骨髓炎治疗晚期，践行了特鲁多医生墓志铭上诠释的医疗的本质和医生的职责：偶尔是治愈；常常是帮助；更多是安慰。

下面介绍的典型病例 1、典型病例 2，患者是在 NRD 的帮助下，换药处置无痛苦，在医护人员及亲人的安慰下，舒缓地结束了长期痛苦的治疗，最后选择了截肢。这两位患者也是我们放置 NRD 引流管的组数最多和患骨髓炎时间最长（12 年未治愈）应用 NRD 技术治疗的“终极”案例。

还有朱跃良医生提供的典型病例 3，患骨髓炎 30 年，但患者始终不放弃治疗、不选择截肢，最终应用“大把”NRD 圆满治愈骨髓炎保肢成功，是“极致”的非常罕见案例。

典型病例 1

放置 NRD 引流管组数最多的病例

既往手术史

患者男性，30 岁，左股骨多段粉碎性骨折，胫骨上端粉碎性骨折，髌骨骨折，坐骨

神经损伤。左股骨、胫骨钢板内固定术后第 3 天骨感染，应用抗生素无效，左小腿肿胀，软组织破溃、恶臭（图 2-6-1、图 2-6-2）。

治疗策略

患者伤后 1 周转入我院时，左小腿大面积软组织坏死破溃，钢板外露，急诊行切开清创、NRD 引流术。由于下肢创面过大，为了术后换药方便和减轻患者痛苦，应用简易外固定杆固定小腿与大腿（见图 2-6-2）。

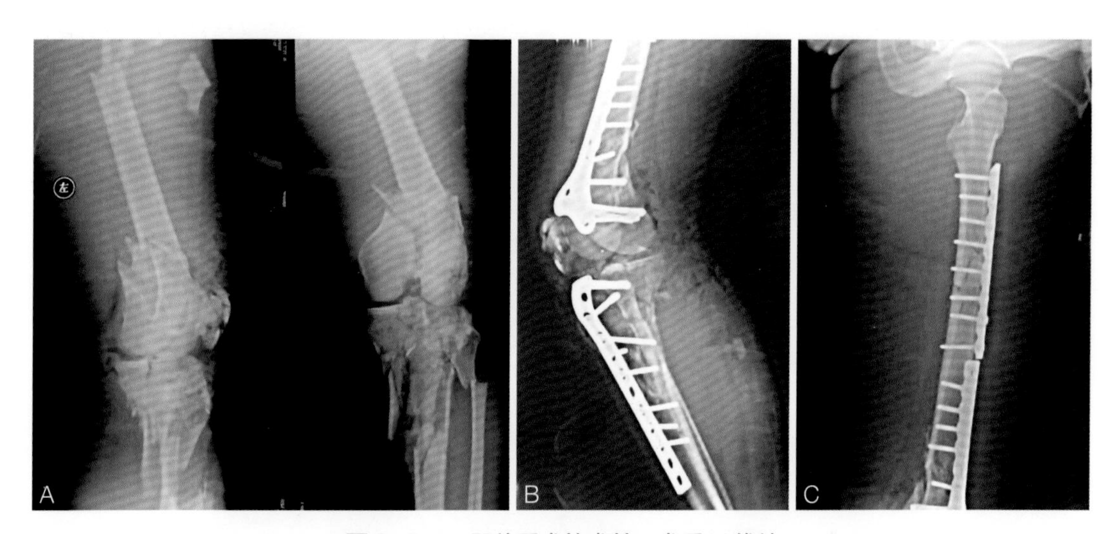

图 2-6-1　既往手术的术前、术后 X 线片

A. 左股骨多段粉碎性骨折，胫骨上端粉碎性骨折；B、C. 左股骨、胫骨钢板内固定术后

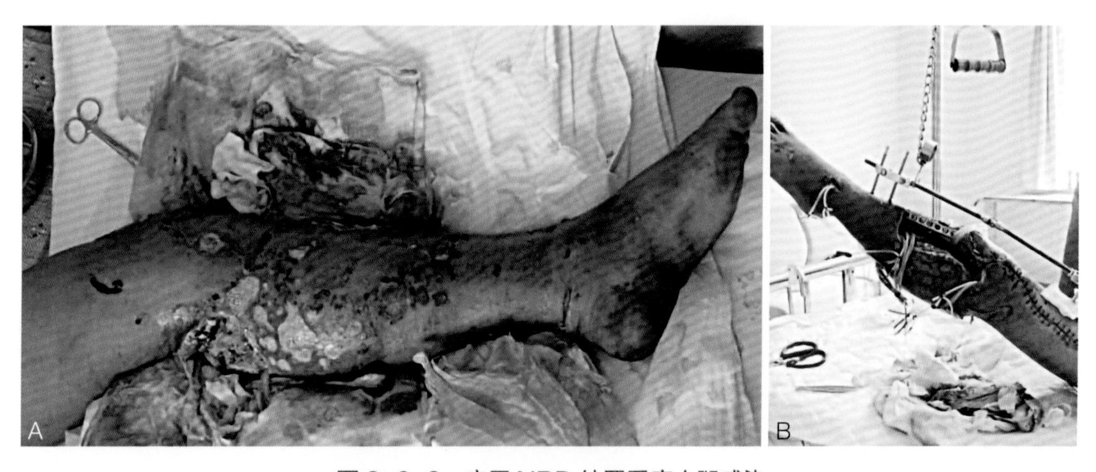

图 2-6-2　应用 NRD 处置重度小腿感染

A. 左小腿大面积软组织坏死破溃，钢板外露；B. 应用简易外固定杆固定小腿与大腿

操作方法

在小腿由前方至后方安置 5 组 NRD，膝关节与踝关节 2 组 NRD 均贯通关节腔内（图 2-6-3）。

预　后

伤后 2 周施截肢手术，大腿截肢部位仍有炎性渗出，继续安装 2 组 NRD（图 2-6-4）。

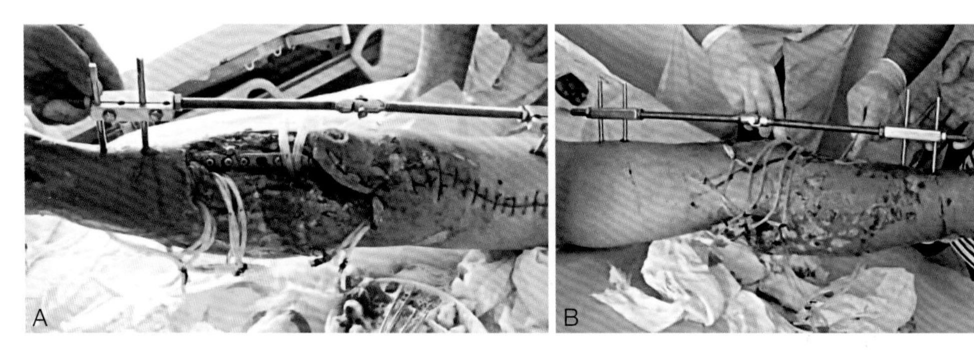

图 2-6-3　NRD 的安置

A. 在小腿由前方至后方安置 5 组 NRD；B. 膝关节与踝关节 2 组 NRD 均贯通关节腔内

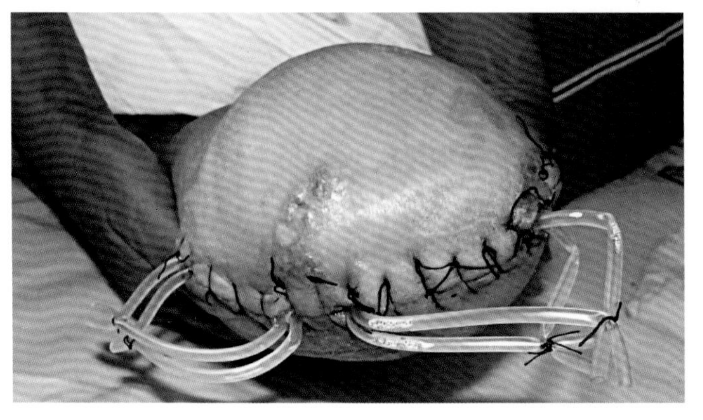

图 2-6-4　伤后 2 周施截肢手术，继续安装 2 组 NRD

心得体会

NRD 可让难治性骨髓炎的病情和疼痛症状得以缓解，帮助患者对截肢治疗选择进行冷静思考。

［注］选择截肢治疗的理由：①该患者除难治性骨髓炎之外，预判坐骨神经损伤后的下肢功能难以恢复。②患者前期治疗花费巨大，后续治疗所需费用更大。

（左　维　杜朝晖　曲　龙）

典型病例 2

12 年未治愈骨髓炎应用 NRD 技术治疗

既往手术史

患者女性，30 岁，右股骨骨髓炎 12 年。

2007 年 18 岁时被诊断为右股骨巨细胞瘤（中性）。

2007 年行肿瘤切除同种异体膝关节置换术，术后感染，数次清创术，抗生素治疗。

2010 年长柄人工膝关节置换手术，术后感染，数次清创术，抗生素治疗（图 2-6-5A）。

2018 年髓内钉骨水泥置换手术，术后感染，两次入院抗生素治疗（万古霉素）（图 2-6-5B、C）。

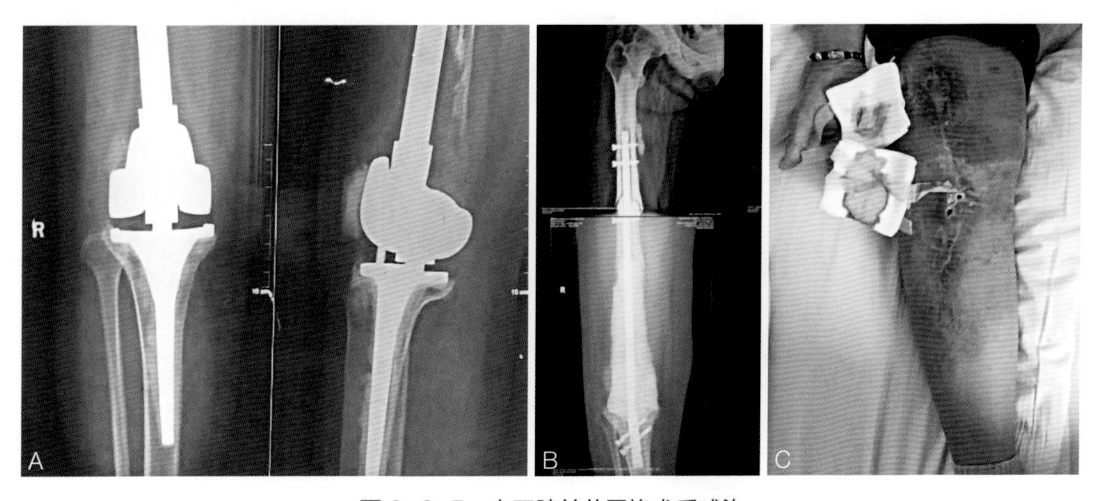

图 2-6-5 人工膝关节置换术后感染

A. 长柄人工膝关节置换手术，术后感染；B. 髓内钉骨水泥置换手术；C. 术后感染

治疗策略

1. 2019 年，我们对这例患骨髓炎 12 年的患者实施 NRD 手术（牛鼻子引流术），术中未做清创，术前、术后未用抗生素。

2. 针对多次大手术，反复感染不愈，我们首先要解决的问题是：采用传统的油纱条和胶皮条引流换药，患者每次换药时都面临探测感染窦道的恐惧感和疼痛，应用 NRD 技术就可以解决这个棘手的问题。

操作方法

在左大腿中段和膝关节部位两个窦道内，引流管贯穿病灶，分别安装 3 组 NRD：大腿前方至大腿后方一组 NRD，膝关节前方至腘窝部位一组 NRD，大腿窦道与膝关节窦道贯通一组 NRD。目的是大腿上方及周围的分泌物可更顺畅地通过膝关节部位最低出口排出（图 2-6-6A）。

以上引流管贯通病灶安放，由于病灶深在复杂，必须使用长弯止血钳钝性操作（不能用手术刀），这样安全可靠（图 2-6-6B）。

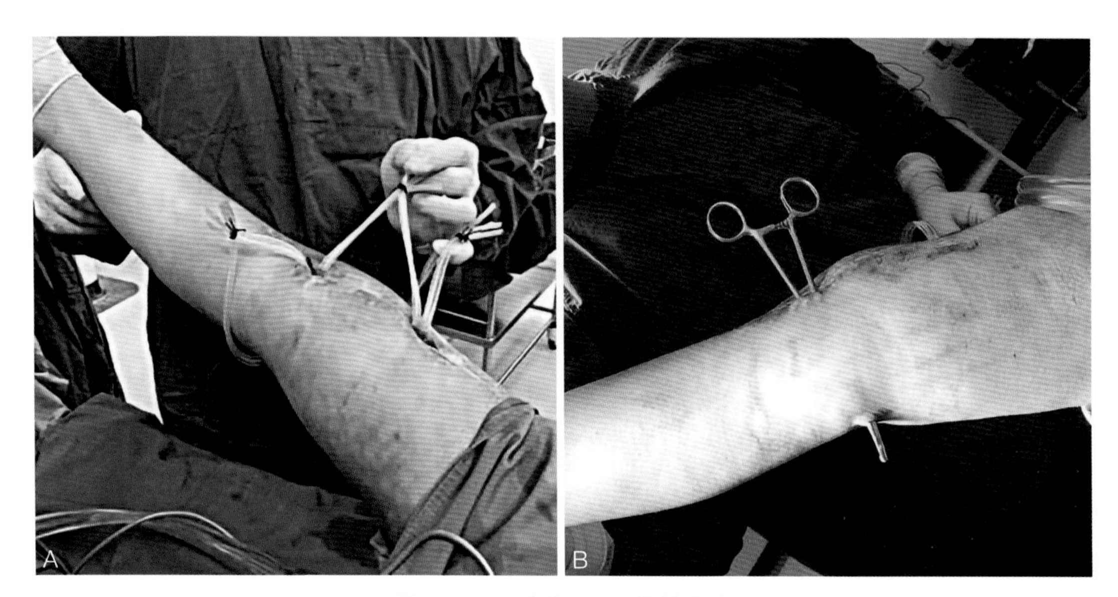

图 2-6-6 术中 NRD 安装方法

A. 3 组 NRD 的安装；B. NRD 引流管安放时必须使用长弯止血钳钝性安全操作

预 后

1. 患者术后无既往换药时的痛苦，由于引流管贯通在深在的病灶内，术后从大腿后侧最低位引流口渗出的分泌物逐渐减少，大腿软组织肿胀消退。术后 2 个月引流管基本无分泌物排出，大腿皮肤皱褶和颜色恢复正常，一周只需一次消毒处理 NRD 引流管出口、入口即可。以上换药处置均在家自行完成，简单无痛苦（图 2-6-7A～D）。

2. 应用 NRD 术后半年患者选择截肢治疗（图 2-6-7E）。

［注］选择截肢治疗的理由：①该患者原发疾病是骨肿瘤，任何一位医生都不能保证肿瘤不会复发。②患者前期治疗花费巨大，后续治疗所需费用更大。

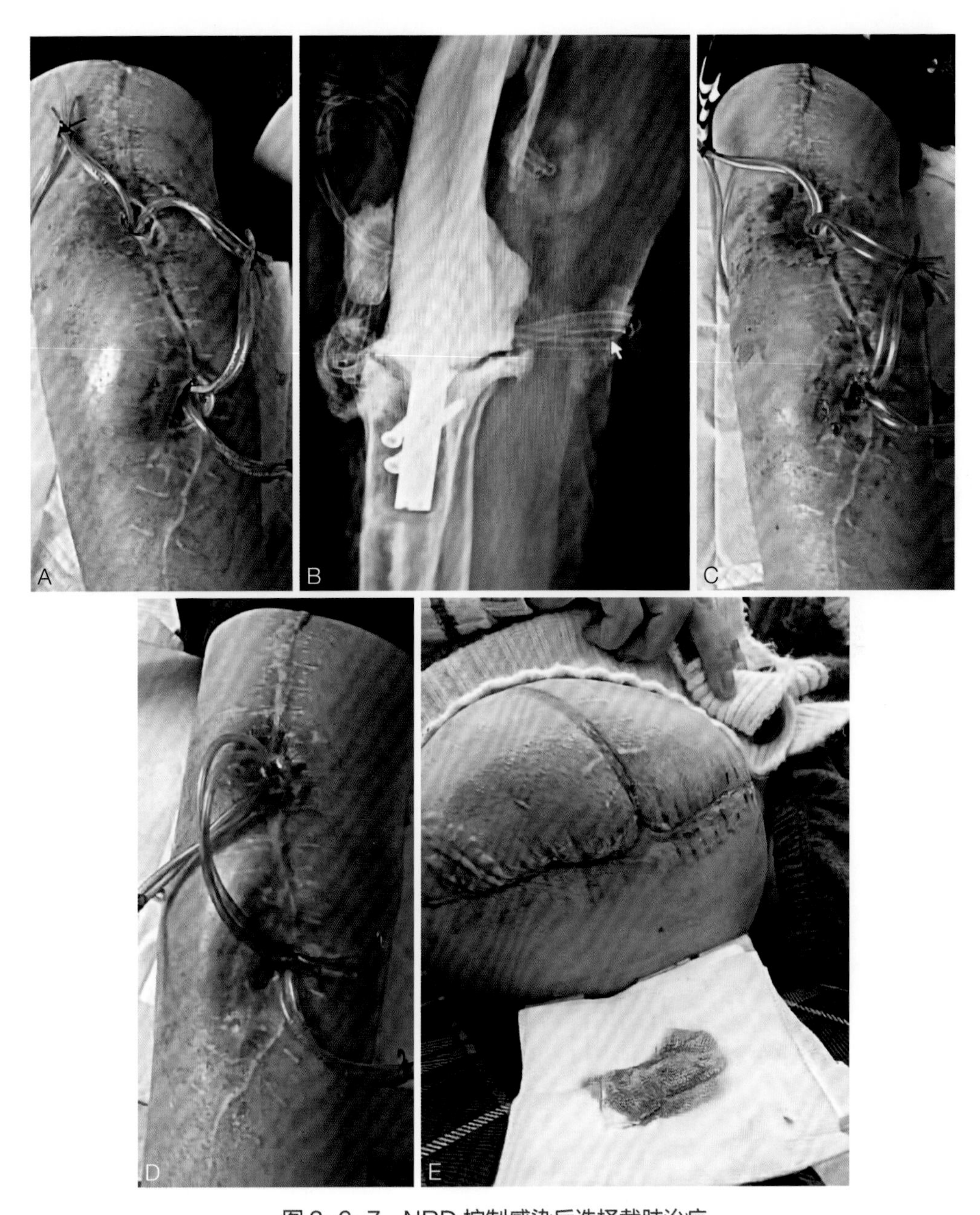

图 2-6-7 NRD 控制感染后选择截肢治疗

A、B. 引流管贯通在深在的病灶内；C、D. 大腿软组织肿胀消退，引流管基本无分泌物排出，大腿皮肤皱褶和颜色恢复正常；E. NRD 术后半年患者选择截肢治疗

心得体会

NRD 技术是复杂性骨髓炎面临截肢治疗前的“临终关怀”。

（郭 伟 杜朝晖 曲 龙）

典型病例 3

30 年骨髓炎患者应用 NRD 技术治愈

既往手术史

患者女性，30 岁，右股骨下段骨髓炎 30 年，数次手术治疗，右下肢短缩 12 cm，严重膝内翻、膝反屈，代偿性马蹄畸形（图 2-6-8）。

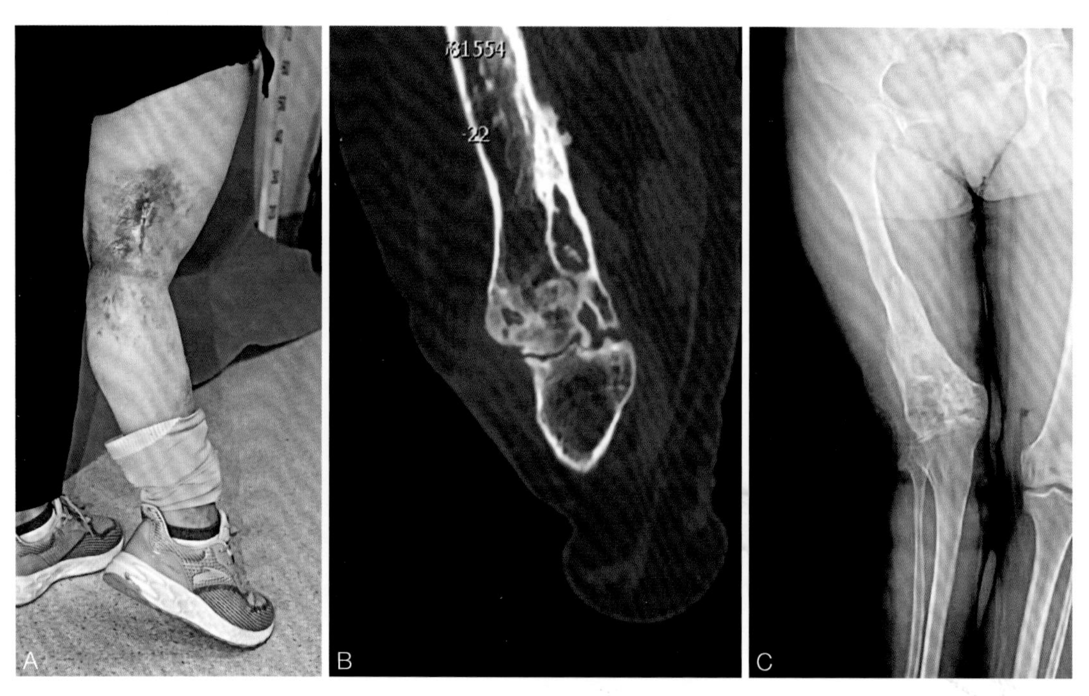

图 2-6-8　30 年未治愈的股骨骨髓炎

A. 右股骨下段骨髓炎 30 年（窦道）；B. 骨髓炎局部 CT 影像；C. 右下肢内翻畸形，短缩 12 cm

治疗策略

患者坚决不同意选择截肢手术治疗，因此保肢成了唯一的目标。最重要的治疗方针和手段就是彻底清创，应用 NRD 控制和治疗感染。在骨感染控制前提下应用 Ilizarov 技术等重建方法同步进行骨段稳定、畸形矫正、缺损填充和骨延长手术治疗。

操作方法

1. 初次手术，段状切除股骨远段骨髓炎病灶约 8 cm 直到骨皮质活动性出血、肉眼观察到正常组织为止。骨水泥填充，关闭创面，放置闭合进、出两组引流管（大号导尿管制作），组合式外固定稳定膝关节。术后第 5 天，缝合口内出现大量脓液、引流管堵塞（图 2-6-9A）。

2. 第二次手术，原切口进入并扩创，发现第一次手术清创不彻底。取出骨水泥，扩创软组织，切除感染的股骨中段残余的感染骨和胫骨平台软骨等坏死和感染组织闭合切口，3 根输液管制作成 NRD 引流，闭合切口。

3. 第三次手术，第二次手术 1 个月后，伤口再次脓液渗出。进入手术室做第三次“彻底”清创，放置 NRD 3 根（一组），此次伤口全部敞开换药（图 2-6-9B）。

4. 第四次手术，第三次手术后 2 周，创面新鲜，渗出少。为充分引流，6 根输液管制作成“大把”NRD，大腿前、后方向引流，这样便于把创面底部的液体及时引出。敞开换药+NRD 2 周后肉芽新鲜，创面内基本无渗出，继续保持“大把”NRD 引流管（6 根），入口在大腿前方，出口在大腿正后方。此次未放置骨水泥，改为 Ilizarov 环形外固定。并行胫腓骨近端截骨、逆向骨搬移术（图 2-6-9C、图 2-6-10A）。

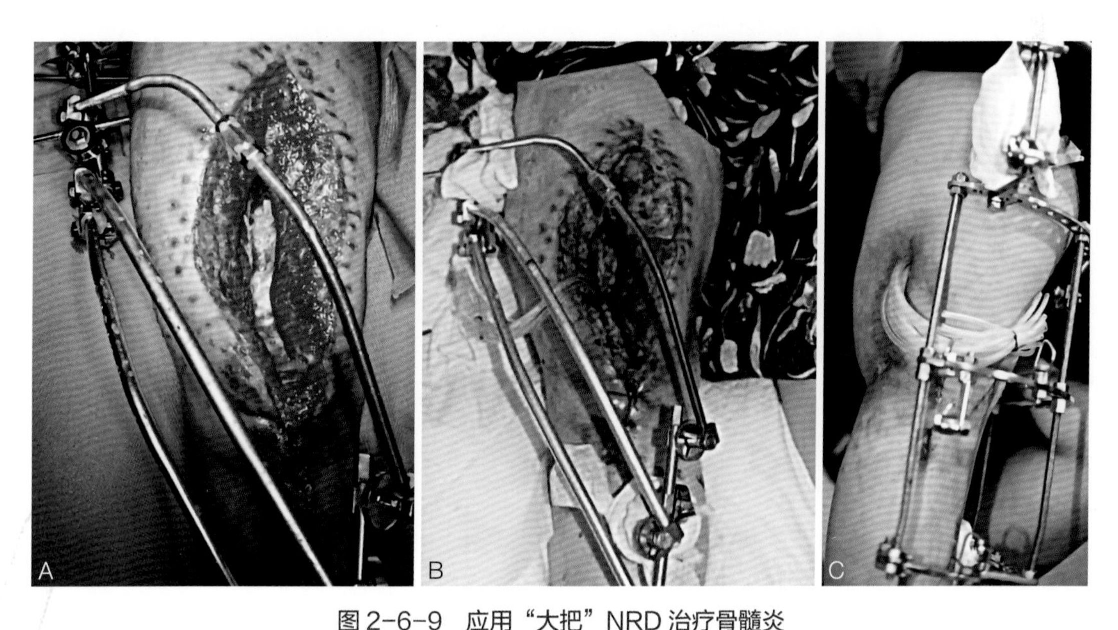

图 2-6-9　应用“大把”NRD 治疗骨髓炎

A. 第一次手术，清创，置入骨水泥；B. 取出骨水泥，应用 NRD；C. 第四次手术，应用“大把”NRD

5. 第五次手术，第四次手术后 4 个月，外固定松动，再次进入手术室调整，加压短缩骨端会师，拆除 NRD。3 个月后，骨搬移完成，骨端加压会师愈合未完成。此时，大腿外固定针眼并未愈合，依然有感染复发可能。拆除所有外固定，等待针道和 NRD 窦道愈合（图 2-6-10B）。

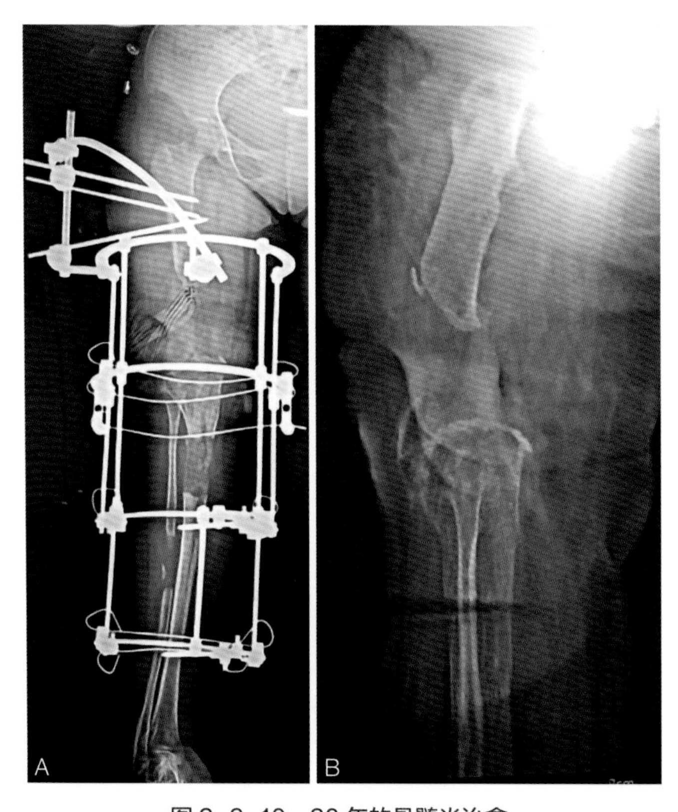

图 2-6-10　30 年的骨髓炎治愈

A. NRD 控制感染，同步做骨搬移手术；B. 感染治愈未复发，拆除外固定和 NRD

6. 第六次手术，第五次手术后 2 个月，伤口已经全部愈合。无感染复发迹象。继续实施股骨近端截骨、骨搬移，内外结合固定。2 个月后骨端会师（图 2-6-11）。

预　后

最后一次手术后 2 年随访。患者右下肢骨髓炎未复发，骨连续性恢复，遗留下肢短缩 8 cm 左右。继续工作、休息，等待条件改善后拟行骨延长术。

心得体会

NRD 是永不堵塞的引流管→轻轻拨弄，即可保持通畅。

NRD 是在大海深处的呼吸→低位和穿越，呼吸深长。

NRD 是骨感染控制的最佳配角之一→主角是扎实彻底的骨感染清创术。

NRD 在骨感染治疗前期可以充分引流，预防、减少感染的复发。有了骨感染的控制，

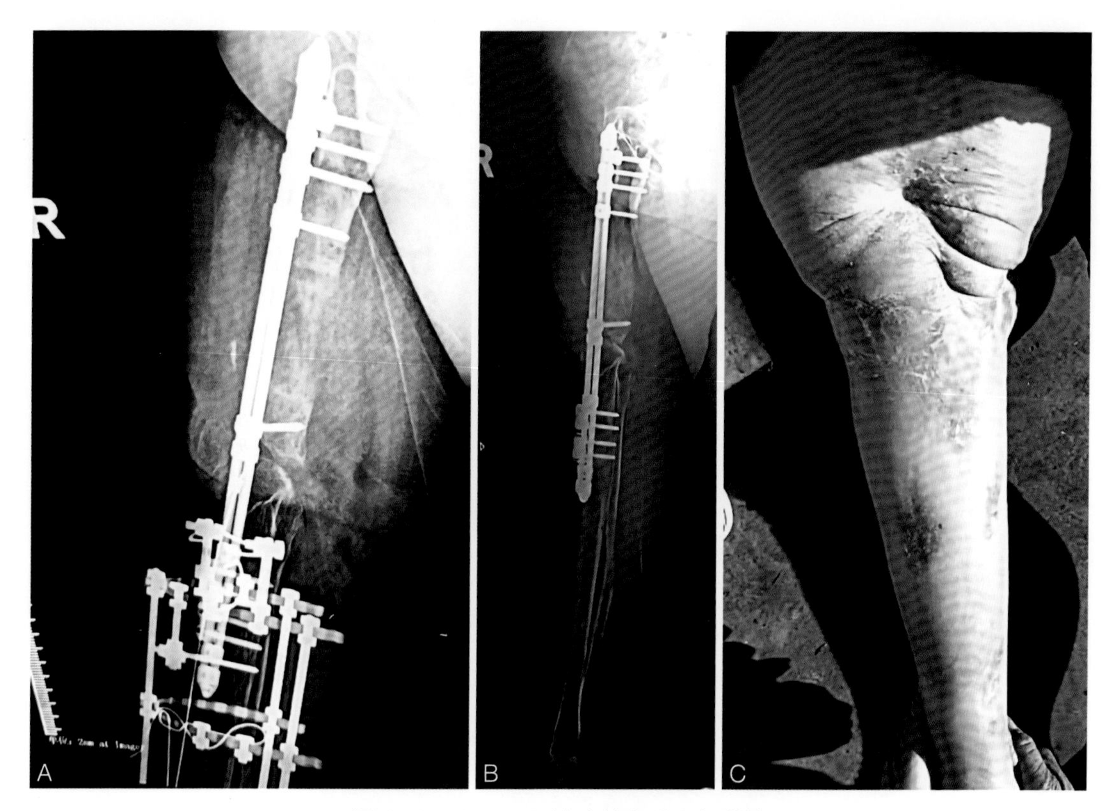

图 2-6-11　NRD 治疗结束后 3 年随访

A. 在无感染状态下施内、外固定手术，恢复骨的连续性；B、C. 患者治疗 3 年后骨连续性恢复，骨髓炎未复发

骨感染才能从全软组织感染转变为无菌性骨缺损的大好局面，才可能有显微外科技术、Ilizarov 技术、膜诱导成骨技术的重建。其重要性排序不能颠倒。

创伤性骨髓炎相对容易治疗，5 年内的骨髓炎也比较容易治疗。但病程 10 年以上、30 年以上甚至 50 年以上的骨髓炎，不管其初始原因是创伤、血源性感染还是其他，都已经变成了全组织、甚至全段的骨髓炎，非常难治疗。过去认为绝对治不好、绝对会复发。但时至今日，医生在转变理念的前提下，可以充分利用现有的技术，进一步提高 10 年以上骨髓炎的治愈率。

肢体重建外科医生，要有勇气，突破困境，挑战难点。虽然在治疗的过程中，难免遇到失败和挫折，但只要有坚持不懈的患者、只要有屡败屡战的医生、只要有正确的理念和技术，那么成功的概率会大幅度提升。

（朱跃良　浦绍全）

第七节 NRD 技术的拔管时机

一、关于 NRD“拖延拔除引流管”的原则

何时拔除 NRD 引流管?

根据我们的经验，最长时间有放置引流管 5 年以上的病例（人工髋关节置换术后感染）。引流的时间长短不是问题，“不急于拔除引流管”也是拔管时间的原则，关键是拔管前要确认以下几个问题，也就是如何把握时机?

二、要判断创口内是否还有“死腔”残存

是否拔管还要判断创口内是否还有“死腔”残存，比如偶尔还有分泌物不规律流出增多的情况，通过牵拉引流管后分泌物增多，还有软组织肿胀等迹象，都提示“肉眼看不到的死腔（脓腔）”还可能残存。

三、检查软组织是否还有浸润性肿胀

虽然已无分泌物从引流管流出，还要看软组织是否还有浸润性肿胀？是否已有皮皱出现？软组织炎症的彻底消退也是拔管的前提条件，以保证骨髓炎不复发。

四、最后的拔管操作

在无分泌物流出的前提下，可最后剩一根引流管，但换药时要上下左右提拉，确认无残留死腔，无分泌物流出后，两三周后可拔除引流管。

[注]“拖延拔除引流管”，作为拔除 NRD 引流管时机的原则，其理由是 NRD 患者可以自己消毒换药，包括更换新的引流管，而且无痛苦，不影响其他治疗和功能活动，不存在经济负担，感染不会加重，只会治愈得更彻底。

（曲　龙）

第八节
NRD 技术与治疗骨髓炎其他常用引流方法的不同之处

一、引流管阻塞是治疗难治性骨髓炎引流技术存在的主要问题

各种引流技术，包括负压封闭引流（VSD），是治疗骨髓炎和感染创口的必选方法，这已为大家公认。但有时这些引流方法的效果不是很好，原因很多，特别是肉眼看不到的小脓腔（死腔）的清创有困难，其中最主要的原因就是引流管堵塞导致无效引流！而 NRD 是永远不会堵塞的引流工程。

二、治疗难治性骨髓炎引流技术应具备的理想功效

治疗难治性骨髓炎引流技术应具备以下理想功效：

1. 引流管不阻塞；
2. 持续感染病灶引流，排出炎性分泌物（小脓腔内的分泌物排出）；
3. 术后引流阻塞后可立即简单解决；
4. 可提高创口内血氧饱和度；
5. 术中引流管置入操作简单、安全；
6. 引流术后不影响肢体活动（护理）；
7. 不影响其他治疗方法的同时实施；
8. 术后不使用抗生素；
9. 费用低；
10. 术后换药简单无痛。

三、川岛持续负压引流（冲洗）技术

在谈到治疗慢性难治性骨髓炎时，除了经常论述的三大经典技术即显微外科技术、膜诱导成骨技术、Ilizarov 骨搬移技术之外，一定还要介绍川岛持续负压引流（冲洗）技术。

在治疗慢性骨髓炎的诸多引流方法中，川岛持续负压引流（冲洗）技术可以说考虑到了我们在骨髓炎引流治疗中遇到的几乎所有问题，比如：①彻底的病灶及引流管通路清创；②骨髓腔开放引流；③针对创口内缺氧的问题采用高压氧治疗等（图 2-8-1～图 2-8-3）。

川岛从成为一名骨科医生开始就对慢性骨髓炎的治疗抱有浓厚的兴趣，后来升任到大学教授，直到退休后开设了自己的骨科医院，也都以治疗骨髓炎为主攻方向。他用毕生的精力钻研骨髓炎的治疗与引流技术，其发明的引流方法被命名为川岛持续负压引流（冲洗）技术（简称川岛技术）。

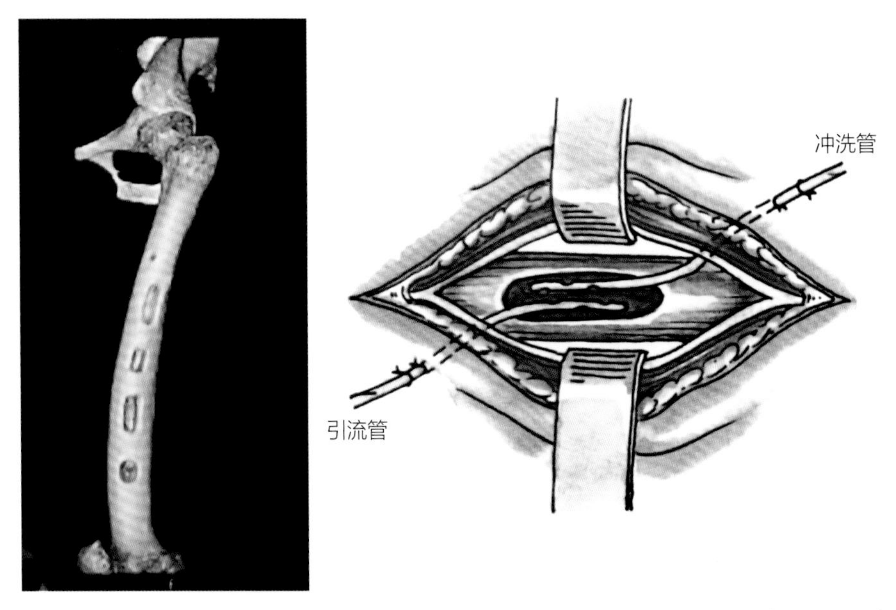

图 2-8-1　川岛技术着重对引流管通路的清创并将引流管安放在病灶内（骨髓腔内）

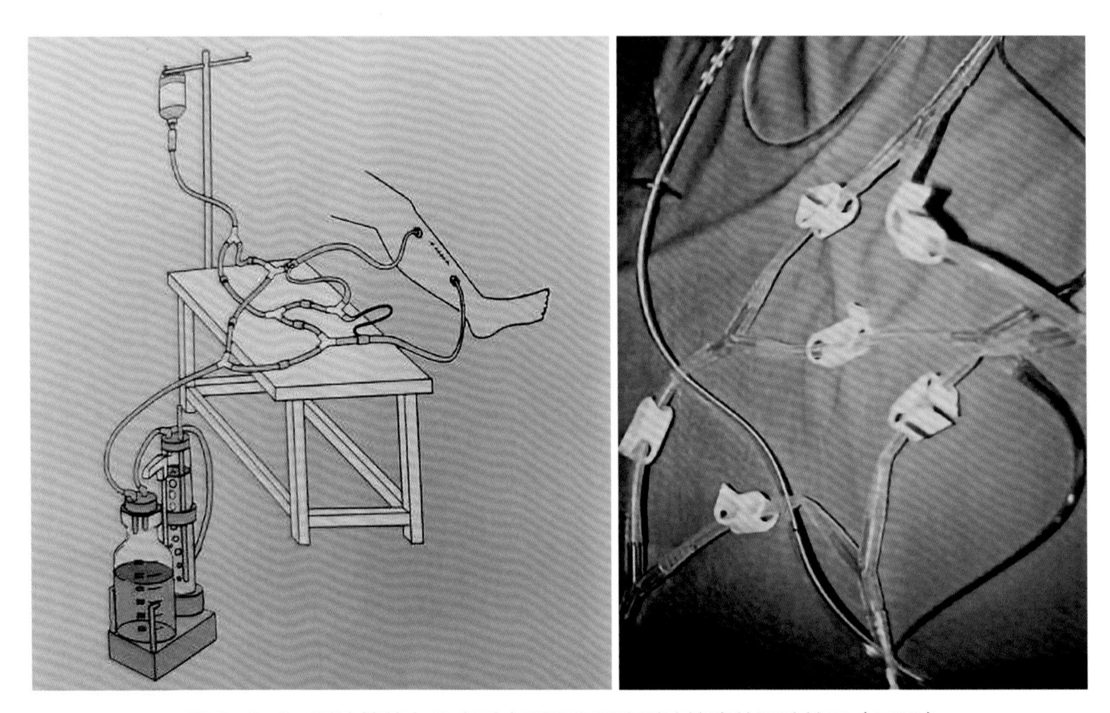

图 2-8-2　引流管外有 3 个对应预防和解决引流堵塞的回路接口（三通）

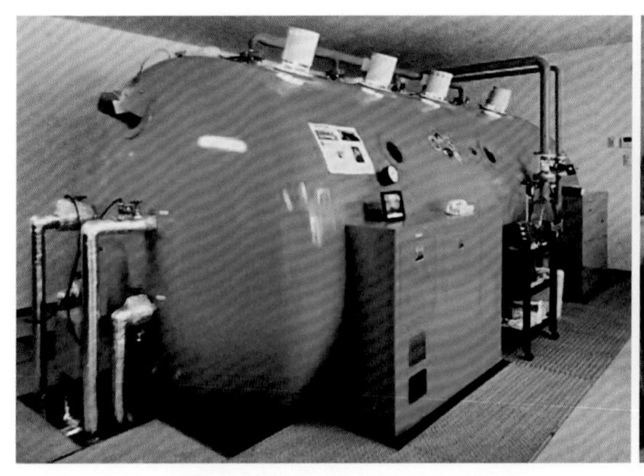
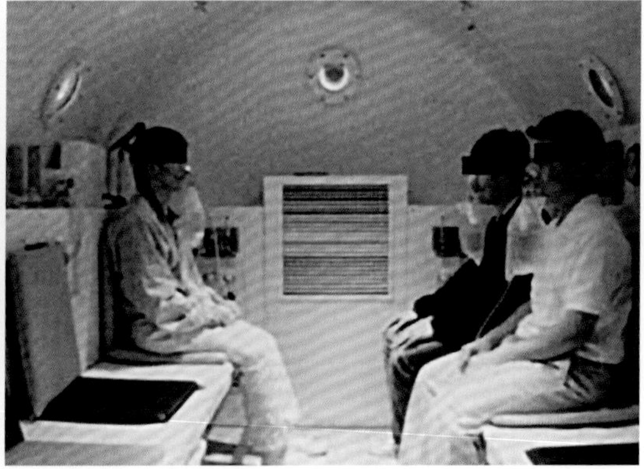

图 2-8-3　辅助高压氧治疗，血液中和局部创口内的溶解氧增加，可增强抗生素的疗效，促进骨再生等

川岛持续负压引流（冲洗）技术的特点：

1. 术中对骨髓炎病灶彻底清创，特别是着重对引流管通路的清创，并将引流管安放在病灶内（骨髓腔内）（图 2-8-1）。

2. 放置负压引流管（闭合引流管的入口和出口）。

3. 为防止引流管堵塞，术中对引流管通路清创，闭合创口，负压对口引流。在创口内放置 2 根引流管，引流管外有 3 个对应预防和解决引流堵塞的回路接口（三通）（图 2-8-2）。

4. 术后通过抗生素的不断冲洗和排除炎性分泌物，来达到促进肉芽新生消灭死腔的目的。每天应用抗生素混合液 3000 ml 冲洗控制炎症，持续应用 2 周。

5. 为达到治疗骨髓炎的目的，关键还要辅助高压氧（hyperbaric oxygen，HBO）治疗，血液中和局部创口内的溶解氧增加，可增强抗生素的疗效，促进骨再生等。

川岛持续负压引流（冲洗）技术的缺点：

1. 没有完全解决引流管堵塞问题，也经常发生“堵流”；

2. 术后管理麻烦，包括引流管回路的管理、负压输液的管理；

3. 术后患者需卧床，活动不便；

4. 每天要去做高压氧治疗；

5. 治疗费用，包括引流系统费用较高；

6. 难治性骨髓炎经常伴有大块骨缺损与软组织缺损等合并症，应用川岛引流方法后就无法同步对上述合并症进行治疗（图 2-8-4）。

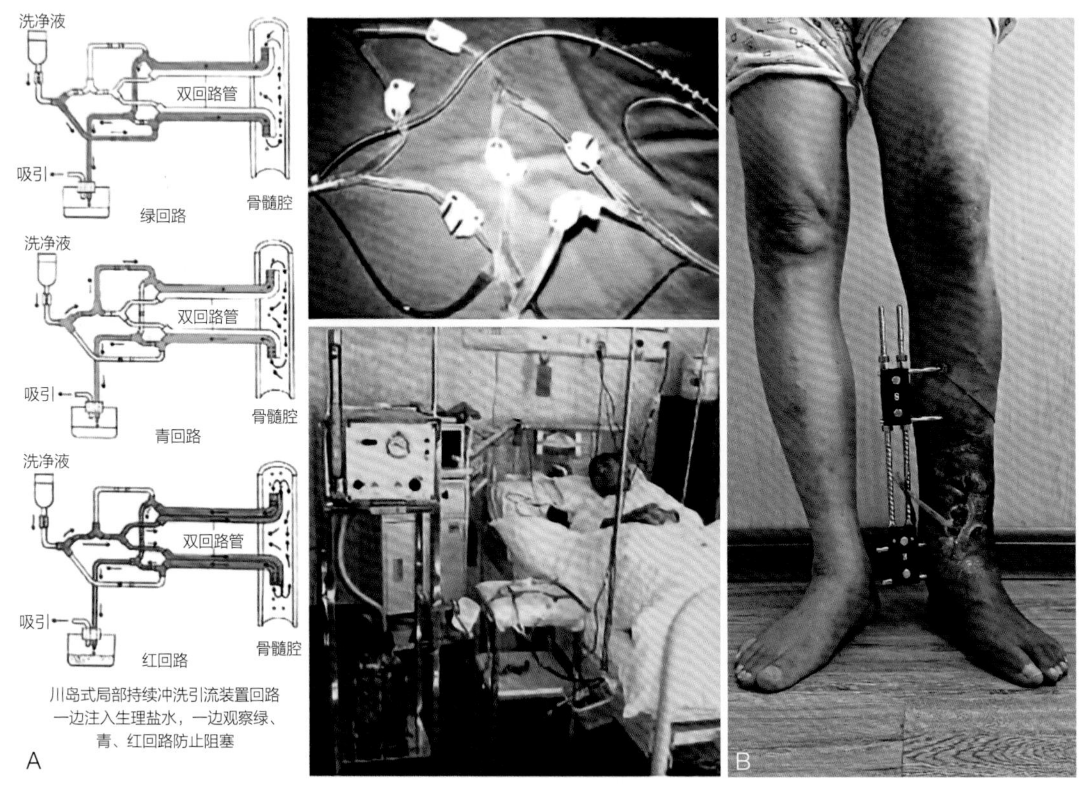

图 2-8-4 NRD 引流技术与川岛引流技术

A. 川岛引流术后，患者需要卧床，调节引流装置等；B. NRD 引流术后患者护理简单，患者可以活动并同时进行其他如骨不连等合并症的治疗

四、NRD（牛鼻子引流）技术的特点

NRD 技术最大的特点是解决了川岛引流技术存在的缺点：

1. 强调引流管必须通过病灶的原则；
2. 对口贯通病灶与引流低位出口原则，开放引流管出口与入口（释压效应）；
3. 利用多管间隙引流对应引流管阻塞问题，术后堵塞可通过牵拉引流管立即得到疏通；
4. 术中引流管置入操作安全、简单；
5. 引流管通透，创口有氧“呼吸通畅”；
6. 不影响其他治疗方法的同时实施；
7. 术后不用抗生素；
8. 术后活动、护理方便；
9. 费用低；
10. 术后换药简单无痛。

五、NRD 引流技术与川岛引流技术的比较

1. 我们本着在骨髓炎实际治疗中治疗思路和操作技术与效果统一的目的，对 NRD 引流技术与川岛引流技术比较如下：

川岛引流技术可以说是用人工的智慧考虑到了引流所有的问题。NRD 引流技术是用自然与人工的智慧简单地解决了引流所遇到的问题（表 2-8-1）。

表 2-8-1　NRD 引流技术与川岛引流技术特点的比较

理想有效的引流方法	NRD 引流技术特点	川岛引流技术特点
1. 引流管不阻塞 2. 持续感染病灶引流，排出炎性分泌物 3. 术后阻塞后可立即解决 4. 可提高创口内氧饱和度 5. 术中引流管置入操作简单安全 6. 引流术后不影响肢体活动（护理） 7. 不影响其他治疗方法的同时实施 8. 术后不使用抗生素 9. 费用低 10. 术后换药简单无痛	1. 强调引流管必须通过病灶的原则 2. 对口贯通病灶与引流低位出口原则，开放引流管出口与入口（释压效应） 3. 利用多管间隙引流对应引流管阻塞问题，术后阻塞可立即疏通 4. 术中引流管置入操作安全简单 5. 引流管通透，创口有氧"呼吸通畅" 6. 不影响其他治疗方法的同时实施 7. 术后不用抗生素 8. 术后活动、护理方便 9. 费用低 10. 术后换药简单无痛	1. 为了达到充分引流的目的，在骨髓炎深在的骨干部开窗，将引流管留置在骨髓腔内 2. 病灶清除后，闭合引流管的入口与出口（术后负压吸引） 3. 外接引流管有三套防止阻塞的回路接口（术后要严格管理） 4. 术后每日用抗生素混合液 3000 ml 冲洗，持续 2 周左右 5. 与高压氧治疗同时进行（一天一次，30 次左右） 6. 术后需要卧床 7. 术后管理、护理麻烦 8. 费用高

2. 川岛引流技术与 NRD 引流技术的优缺点比较（表 2-8-2）。

表 2-8-2　川岛引流技术与 NRD 引流技术的优缺点比较

理想的骨髓炎引流方法与功效	川岛引流技术	NRD 技术
持续不断地完成从病灶内引流	√	√
不会发生引流管阻塞	?	√
创口内不缺氧	?	√
出现引流管堵塞问题可以简单解决	?	√
操作简单、肢体各个部位都可以应用	?	√
换药简单、无疼痛	×	√
引流不影响功能活动和其他合并症的同时治疗	×	√
费用低、效果显著	?	√

注：√表示存在的问题已解决，？表示功能具备还存在问题，× 表示问题没解决

[注] 创口内的组织再生修复和呼吸（血氧饱和度）应该是治疗骨髓炎的重要基础，保持一个有氧通畅的创口环境，川岛技术、Ilizarov 技术和 NRD 技术都有体现。骨再生需

要呼吸，川岛应用高压氧治疗，Ilizarov 医师治疗骨髓炎使用贯通骨的钢针外固定，钢针有入口与出口，这样骨就可以呼吸（有氧），一是可达到促进组织再生，二是通过针道引流可为再生修复创造环境。NRD 技术可更简单、确切地解决呼吸问题（有氧和引流）。

（曲　龙）

第九节 NRD 技术的核心与灵魂

NRD 引流技术被称为有良心的技术、有道德的技术、有灵魂的技术。其良心即，在手术和术后换药过程中不给患者增加痛苦；其道德即，真正做到了不过度医疗，NRD 技术使用的材料是廉价的输液点滴管。其技术的核心与灵魂即：

一、NRD 技术的核心

在有氧状态下持续不断地对病灶进行彻底清创引流。

二、NRD 技术的灵魂

永远不会堵塞的引流工程。

（曲　龙）

第三章
NRD 技术的临床应用

第一节
NRD 技术治疗手部感染

病例资料

患者男性，20 岁，因“右手拇指红、肿、热、疼痛 20 余天”入院。患者 20 余天前自行拔除右手拇指“肉刺”后出现红、热，明显疼痛，夜间明显，当地医院予以抗感染治疗，无明显好转，肿痛情况逐渐加重，予以针刺引流，效果不佳，为求进一步诊治来我院就诊。

入院查体：右手拇指末节红、热、肿胀，甲下积脓，指端局部可见破溃，有渗液流出，无明显异味。X 线及 MRI 检查见拇指远节指骨甲粗隆及掌侧部分破坏明显（图 3-1-1）。

诊断：右手拇指化脓性指头炎、右手拇指末节指骨骨髓炎。

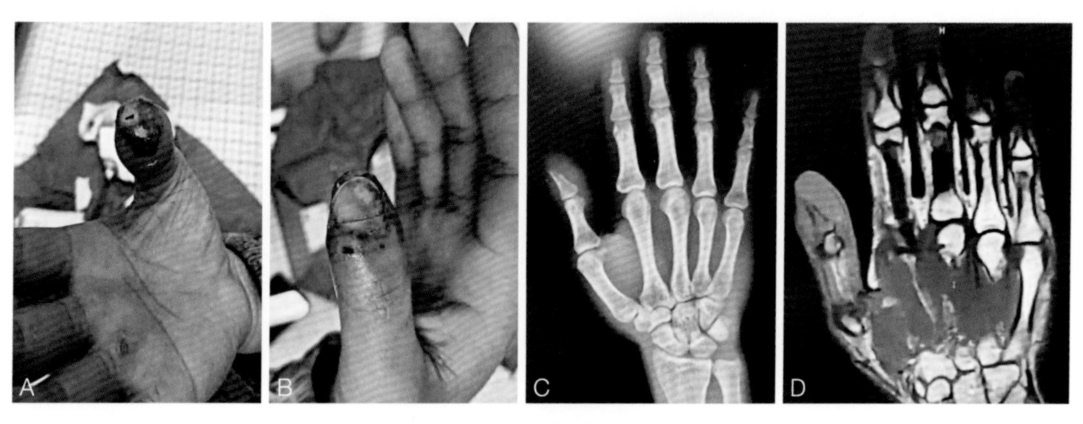

图 3-1-1　右手拇指末节指骨骨髓炎

A、B. 右手拇指末节感染破溃；C、D. X 线片及 MRI 检查图像

治疗策略

患者右手拇指拔除“肉刺”后发生感染，早期控制不佳，发展成为脓性指头炎，又没有及时有效引流，影响骨质，导致指骨骨髓炎，影像检查见甲粗隆破坏，需要清创。

拟行右手拇指清创+NRD 技术。

操作方法

拇指指根麻醉，拇指指根部上橡皮筋止血带，拔除指甲，沿指端破溃部位扩大切口，剪除坏死组织，咬除指骨远端及掌侧部分骨质，过氧化氢、碘伏、大量生理盐水冲洗后放置 NRD。使用点滴管前部的一段细管，将一组 NRD（两根引流管）从拇指末节侧方贯通病灶（图 3-1-2）。

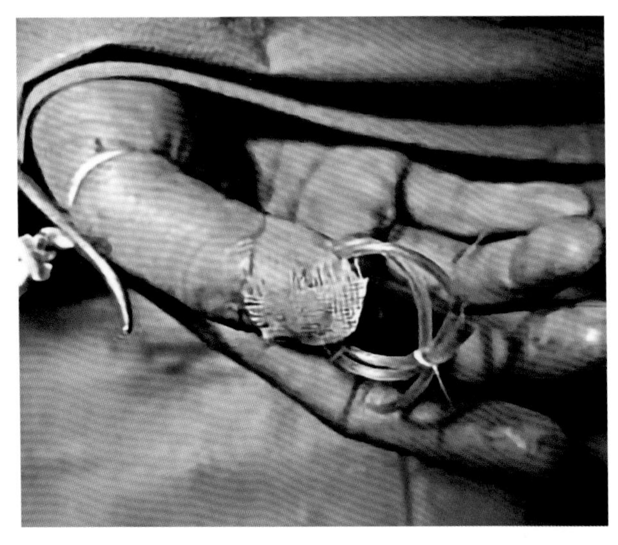

图 3-1-2　NRD 两根引流管从拇指末节侧方贯通病灶

预　后

术后更换敷料治疗，10 天后渗液明显减少，基本无渗液后剪除一根引流管，20 天后彻底无渗液后拔除引流管。

3 个月后随访，感染治愈未复发，已正常工作（图 3-1-3）。

心得体会

手是最重要的劳动器官，组织结构精细复杂，感染非常常见，治疗原则与其他部位相

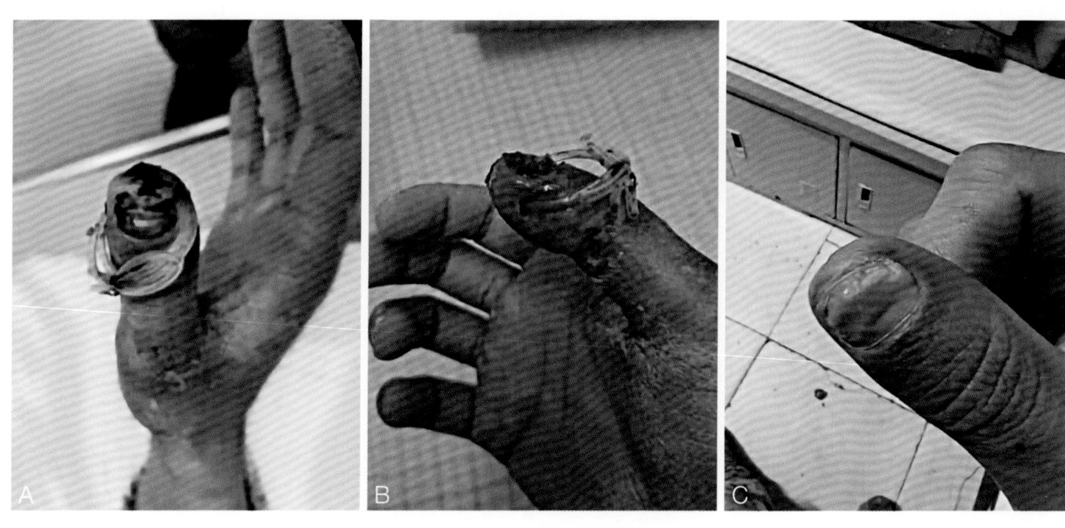

图 3-1-3　NRD 治疗过程

A. NRD 术后 10 天；B. 10 天后剪除一根引流管；C. 术后 3 个月后随访

同，主要通过清创、引流、抗生素抗感染等治疗，清创和引流尤为重要。

手部结构复杂，并且较为细小，难以做到大肢体的感染灶周围 3～5 mm 的清创标准，且存在肌腱、腱鞘等血运不丰富而功能又极为重要的组织，不能按照彻底的标准清创；皮肤的冗余度也很小，清创时也要尽量保留。因此，NRD 技术的“清创不扩创原则”在手部尤为重要！

本病例为拇指指端感染，清创时要考虑到拇指的长度、感觉、甲床与指骨的匹配度等，不能将末节指骨截除过多，否则将严重影响拇指的功能，这样就留下感染不能控制的隐患，需要充分的引流。手部间隙结构非常细小，无法放置管径较大的引流管，细小的引流管易堵塞，而开放换药非常痛苦，又容易出现肌腱坏死、伤口瘢痕愈合等严重影响功能的并发症。通过有限清创，清除坏死组织，保留处于中间状态的组织，最大程度地保留手的功能，清创后采用由输液器前端细小塑料管制作的牛鼻子引流管，放置到感染部位，通过塑料管的间隙引流，非常通畅，不可能发生堵塞，可以实现充分引流。通过抗生素、自身免疫力逐步将处于中间状态组织内的细菌清除、排出，自我修复，实现控制感染的治疗目的。大多数情况下因为不扩创，可以实现软组织覆盖，即使少部分区域不能实现即时覆盖，只要没有肌腱、骨外露，在渗液有流出道的情况下皮肤缺损部位也很快就可以愈合。术后只需要简单换药，拉动引流管即可，患者痛苦极小。另外，由于手的位置随时变化，病灶低位出口的原则也与其他部位不同，放置引流管经过感染病灶深部和全长即可。

（姜　鹏）

第二节
NRD 技术治疗足趾骨髓炎

病例资料

患者男性，53 岁，2021 年 8 月 24 日因无明显外伤，左足踇趾皮肤出现破溃，伤口不愈，就诊于当地某医院。医生检查后诊断为："左足慢性骨髓炎"。医生向患者及家属交代病情，需手术治疗，治疗方案：左足趾截趾术。患者及家属拒绝治疗，为求保趾治疗，来我院就诊。

入院检查：左足踇趾局部肿胀，破溃窦道大量分泌物渗出，末梢皮肤晦暗（血液循环不良），细菌培养呈阴性。

X 线片：左足踇趾跖趾关节破坏，死骨形成（图 3-2-1）。

患者无糖尿病病史。自述 2005 年在当地医院做过踇外翻手术，术后手术部位经常肿胀。

诊断：左足踇趾慢性骨髓炎。

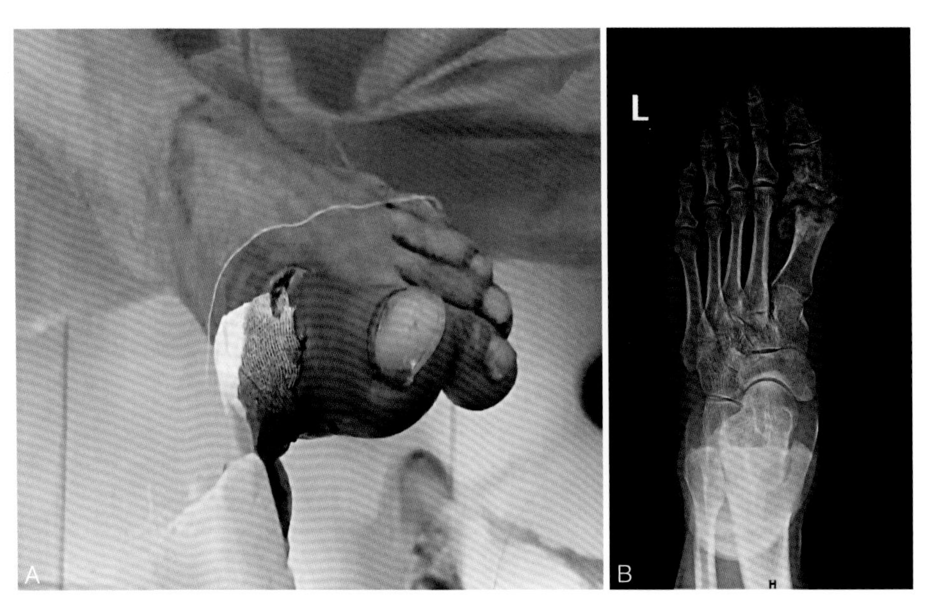

图 3-2-1　左足踇趾骨髓炎破溃，骨质破坏

A. 左足踇趾肿胀创口破溃；B. 第一跖趾关节破坏 X 线片

治疗策略

1. 既往治疗回顾　患者无外伤史，出现左足部踇趾破溃、分泌物流出 8 天入院。一个足趾"小的局部感染"，其间系统应用抗生素无效，因皮肤、软组织感染创面不断扩大，

脓性分泌物流出伴有死骨组织。多次组织分泌物培养均为阴性。我们意识到了治疗的复杂性，我院治疗的主要目的是为了保肢，也告知患者做好截肢治疗的准备。

2. 术前诊断　左足踇趾慢性骨髓炎，皮肤、软组织感染缺损。

3. 治疗计划

（1）彻底清创，应用 NRD 技术控制感染，将感染局限化。

（2）因感染原因不明，考虑应用胫骨横向骨搬移技术辅助改善下肢血供，改善血液循环，促进创面愈合，降低截肢风险，达到保肢目的。

操作方法

第一次手术：左足踇趾清创、NRD 置入，克氏针固定（2021 年 9 月 3 日）。

清创及 NRD 置入方法：左足第一跖趾骨背侧做一约 2 cm 的切口彻底清除坏死组织（清除坏死骨组织及炎性软组织），在第一跖趾关节处、跖骨远端及近节趾骨分别置入 3 组 NRD，每一组 2 根引流管，用一根 2.0 mm 的克氏针固定跖趾关节。闭合部分伤口，NRD 置入出口选择前足底内侧最低点，引流管通过感染组织（图 3-2-2）。

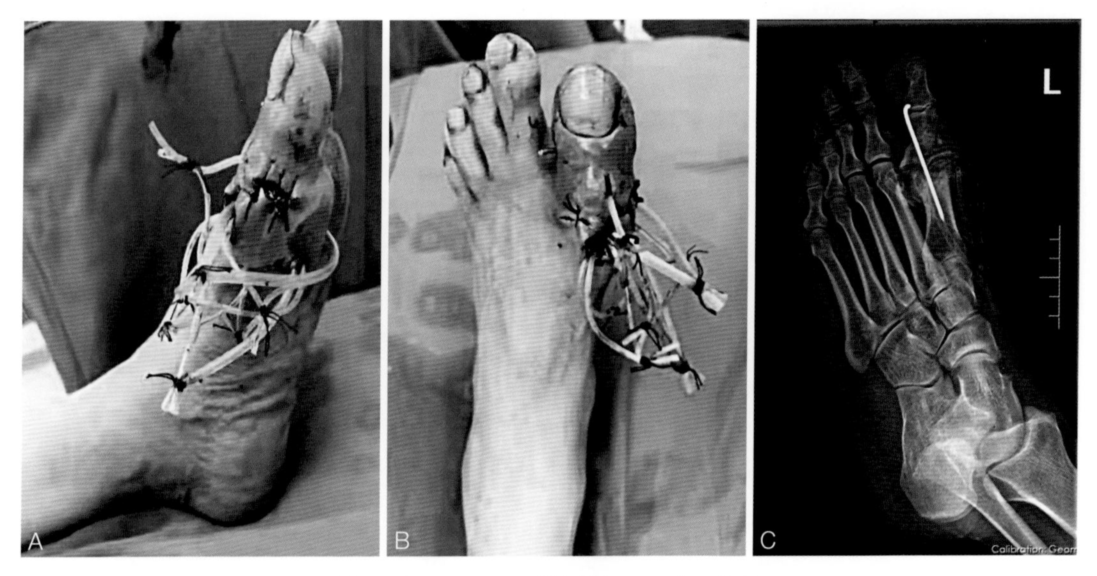

图 3-2-2　NRD 引流管入口、出口位置

A. 3 组 NRD 引流管出口位置在前足底内侧缘；B. 3 组 NRD 引流管入口位置；C. 第一跖趾关节克氏针固定

预　后

第二次手术：第一次手术后 13 天（2021 年 9 月 16 日）细菌培养呈阴性，再次行左足踇趾清创引流术（NRD 置入），同时行左胫骨横向骨搬移手术（图 3-2-3）。

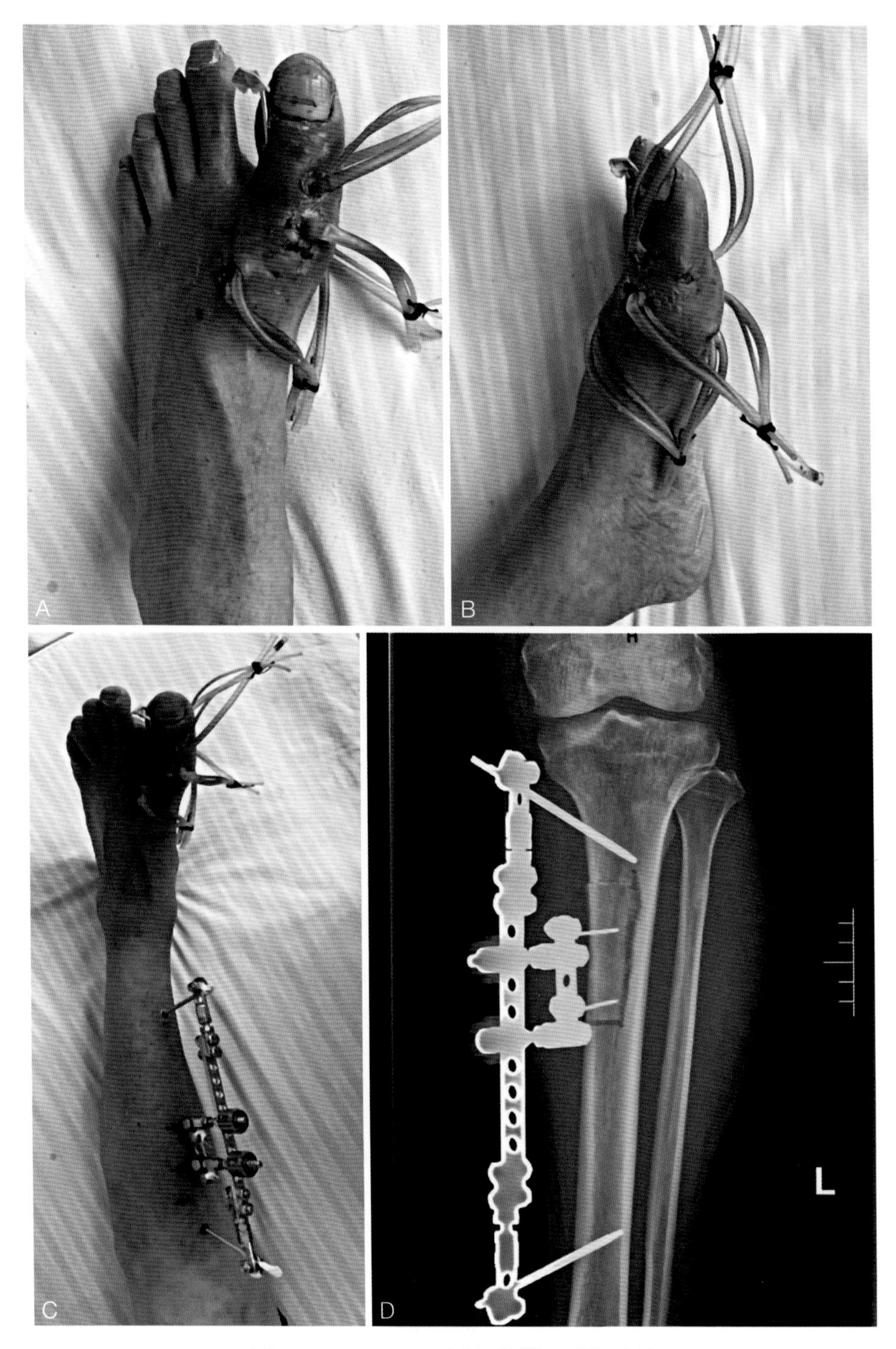

图 3-2-3　NRD 结合胫骨横向骨搬移术

A、B. 新更换的 3 组 NRD 引流管位置，其中一组贯通第一与第二跖骨间隙；C. 胫骨横向骨搬移术后外观；D. 术后 X 线片

胫骨横向骨搬移术操作方法：手术后 5 天（2021 年 9 月 21 日）开始横向骨搬移技术操作，以每天 1 mm 速率牵张 10 天后，再以相同速率反向短缩挤压，牵拉和压缩在 1 cm范围内进行，该患者胫骨横向骨搬移技术牵张压缩操作的时间为25天（图3-2-3）。

第三次手术：第二次手术后 4 周（2021 年 10 月 15 日），结束胫骨横向骨搬移治疗，去除外固定装置。再次行左足踇趾清创引流管置换术，跖趾关节 2 根克氏针固定。细菌培养呈阴性。

3 周后，拔除克氏针，正常行走（图 3-2-4）。

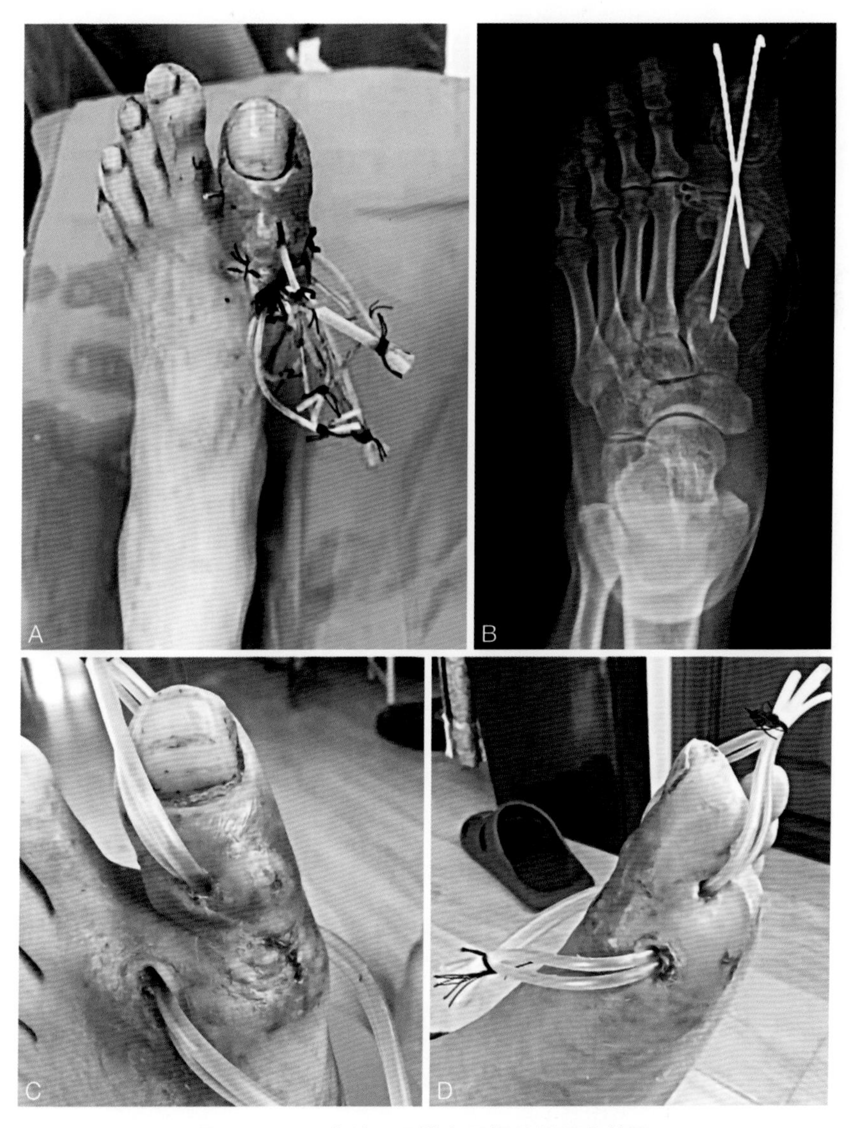

图 3-2-4　去除胫骨横向骨搬移外固定装置

A、B. 结束胫骨横向骨搬移治疗，行再次清创术，跖趾关节 2 根克氏针固定，更换 NRD 引流管；C、D. 去除固定克氏针，NRD 引流管出口不影响正常行走

第三次手术后约 6 个月，足部颜色恢复，保留 2 根引流管，无分泌物流出，着装 NRD 恢复正常工作（图 3-2-5）。

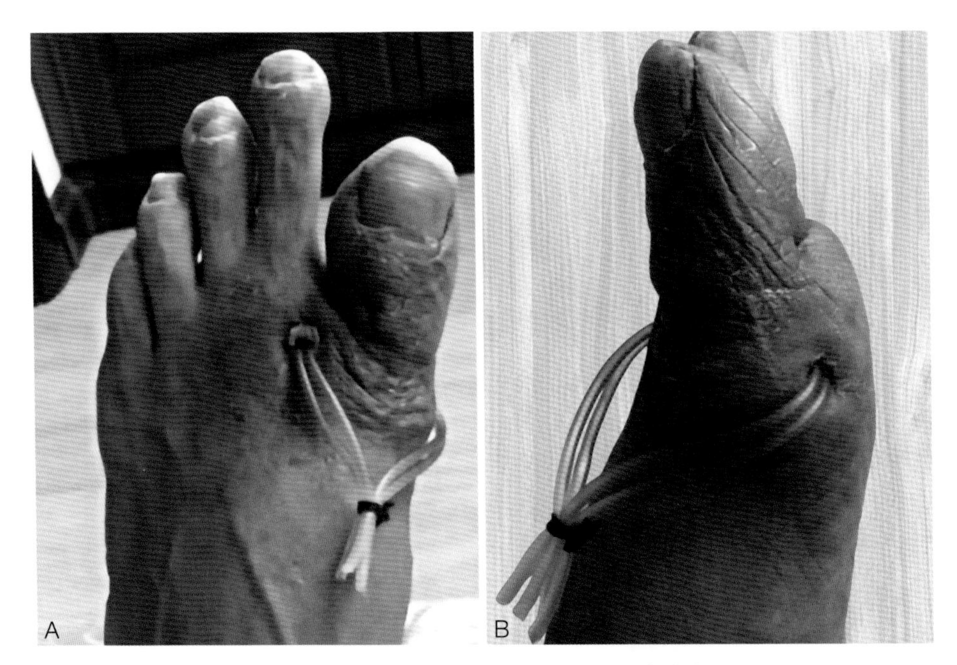

图 3-2-5　安装 NRD，恢复足趾正常状态

A、B. 第三次手术后约 6 个月，保留 2 根引流管，足部颜色恢复，无分泌物流出，着装 NRD 恢复正常工作

第四次手术：第三次手术后约 1 年，患者自行拔除 NRD。拆除 NRD 后 1 周出现踇趾跖趾关节处红肿及热痛，伤口一直不愈合，细菌培养呈阴性，无分泌物流出，患者本人又自行将 NRD 引流管从原通路置入。

半年后最后一次清创手术，NRD 出口无分泌物渗出，创口内无明显炎性组织及坏死，术后细菌培养呈阴性，若按照这个标准，应该闭合创口，结束治疗。但患者担心感染再复发截肢，仍然要求保留 NRD，因为带着 NRD 日常行走不受任何影响。2023 年 5 月 15 日再次行左足踇趾清创引流管置换术，术后 2 周患者又带着 NRD 恢复日常生活状态（图 3-2-6）。

预　后

2023 年 12 月，患者告知我们，已全部拔除 NRD 引流管，恢复正常工作和生活，结束了历时 2 年的 NRD 治疗（图 3-2-7）。

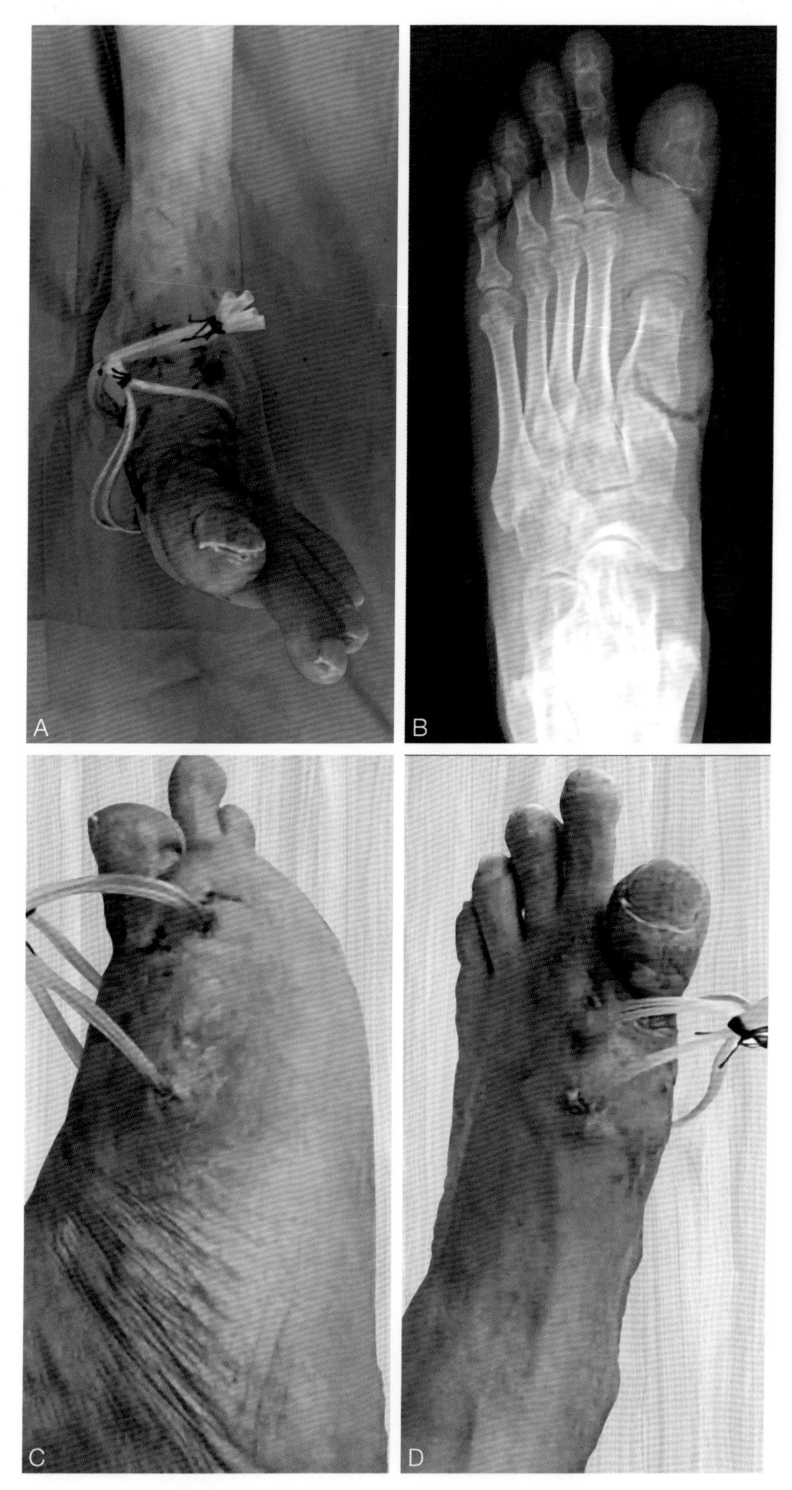

图 3-2-6　安装 NRD，恢复足趾正常状态

A、B. 第四次清创手术后；C、D. 术后 2 周着装 NRD 恢复正常生活

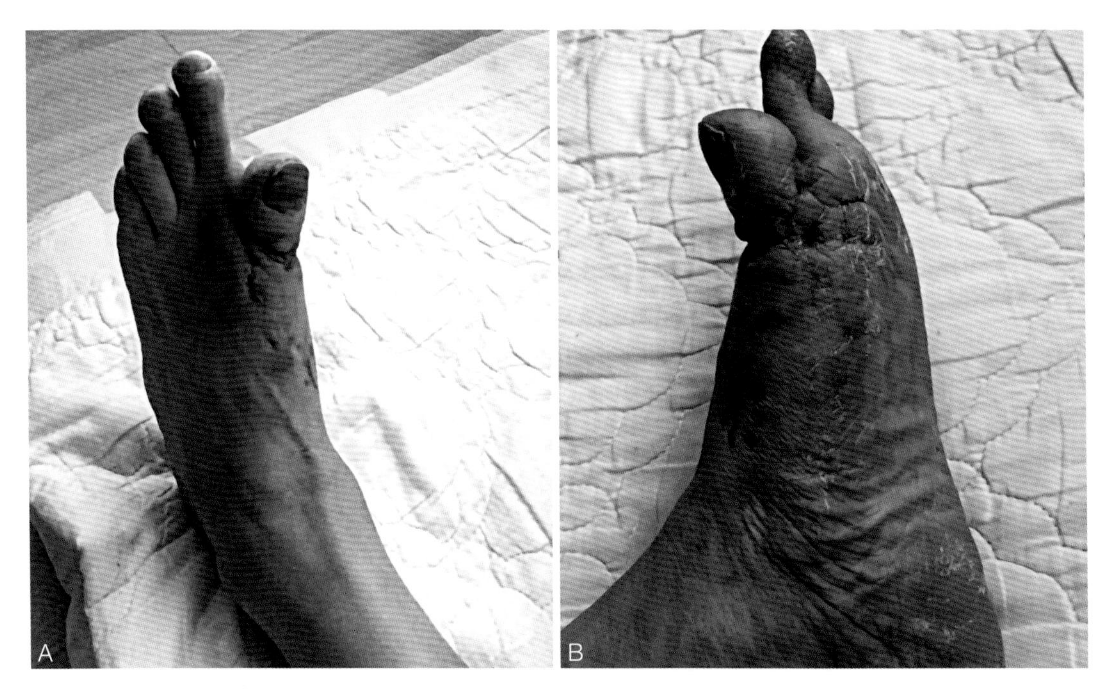

图 3-2-7　拔除佩戴 2 年的 NRD 引流管

A、B. 历时 2 年 NRD 治疗结束

心得体会

本病例诊断为左踇趾骨髓炎，NRD 治疗 2 年时间，在治疗期间一直放置 NRD 引流管，就像佩戴“牛鼻环”或“耳环”一样，未对日常生活和工作产生太大影响。本病例也证实了长期放置 NRD 引流管，对机体不会产生特殊不良反应。

该患者因为 6 次细菌培养均呈阴性，为了不截趾，系统抗生素治疗，4 次手术清创，也实施了胫骨横向骨搬移手术（改善血液循环），最后一次清创手术 NRD 出口无分泌物渗出，创口内无明显炎性组织及坏死，术后细菌培养呈阴性，若按照这个标准，应该闭合创口，结束治疗，医生也反复向患者说明没有再使用 NRD 的必要，但患者担心感染再复发截肢，仍然要求保留 NRD，因为带着 NRD 日常行走不受任何影响。

该病例是 NRD 与胫骨横向骨搬移结合治疗足趾骨髓炎的尝试，值得进一步考量。

感染菌不明的骨髓炎（反复细菌培养呈阴性）和系统抗生素治疗无效的骨髓炎可应用 NRD 治疗。

（杨华清　杨启昌　张鸿悦　解焕鑫）

第三节
跟骨骨折内固定术后感染创口难愈合 NRD 的妙用

病例资料

患者男性，40 岁，3 个月前因在家去厕所不小心摔伤致右足跟部疼痛、活动受限，足跟部肿胀，于当地医院住院治疗，诊断：右跟骨粉碎性骨折。肿胀消退后行右跟骨骨折切开复位内固定术手术治疗（具体手术方式不详）。术后手术切口未痊愈合自动出院。

患者出院后 1 个月手术创口开始有渗出，逐步加重后再次就诊当地医院，当地医院医生告知患者病情，患者自感病情严重，前来我院就诊。门诊行 X 线检查示：右跟骨粉碎性骨折切开复位钢板内固定术后 3 个月骨折愈合。门诊医生查体及阅片后，诊断右跟骨骨折术后感染，收入我院治疗。

查体：右足跟外侧可见一约 14 cm 的 L 形手术切口，手术切口两端愈合良好，足跟部切口拐角处可见一约 3 cm × 0.5 cm 皮肤软组织缺损，伤口深达骨质可见内固定物，少许分泌物渗出，周围皮肤红肿，局部无明显压叩痛，皮下未扪及明显内固定物，右踝关节及各趾间关节活动可，肢端红润，毛细血管反应灵敏，感觉可，余查体未见明显异常。右跟骨轴侧位片示：右跟骨粉碎性骨折切开复位钢板内固定术后 3 个月骨折愈合。血常规：中性粒细胞比例 79.6%（↑）；淋巴细胞比例 14.0%（↓）。

诊断：①右跟骨骨髓炎；②右跟骨骨折术后切口皮肤坏死并感染；③右跟骨骨折钢板螺钉内固定术后（图 3-3-1）。

治疗策略

以前我院治疗此类病例常规采用方式为：钢板螺钉内固定取出、骨髓炎扩创、病灶清除术、抗生素骨水泥置入、VSD 负压引流，待伤口愈合感染控制 3 个月后行二次骨水泥取出植骨术治疗。

笔者在 2017 年、2019 年及 2020 年多次在国内各大学术会议聆听曲龙博士讲解 NRD 技术在骨感染中的妙用，并于 2021 年有幸邀请曲龙博士来我院讲学、手术，我们同台手术一例胫骨骨髓炎采用 NRD 治疗，术后 3 个月取得惊人的效果，以后又应用 NRD 技术治疗了诸多的感染病例。

鉴于我们对 NRD 技术的理解，决定对本病例采取：①跟骨内固定取出、清创、闭合原来的感染开放创口；②应用 NRD 技术重新“改道”引流治疗。

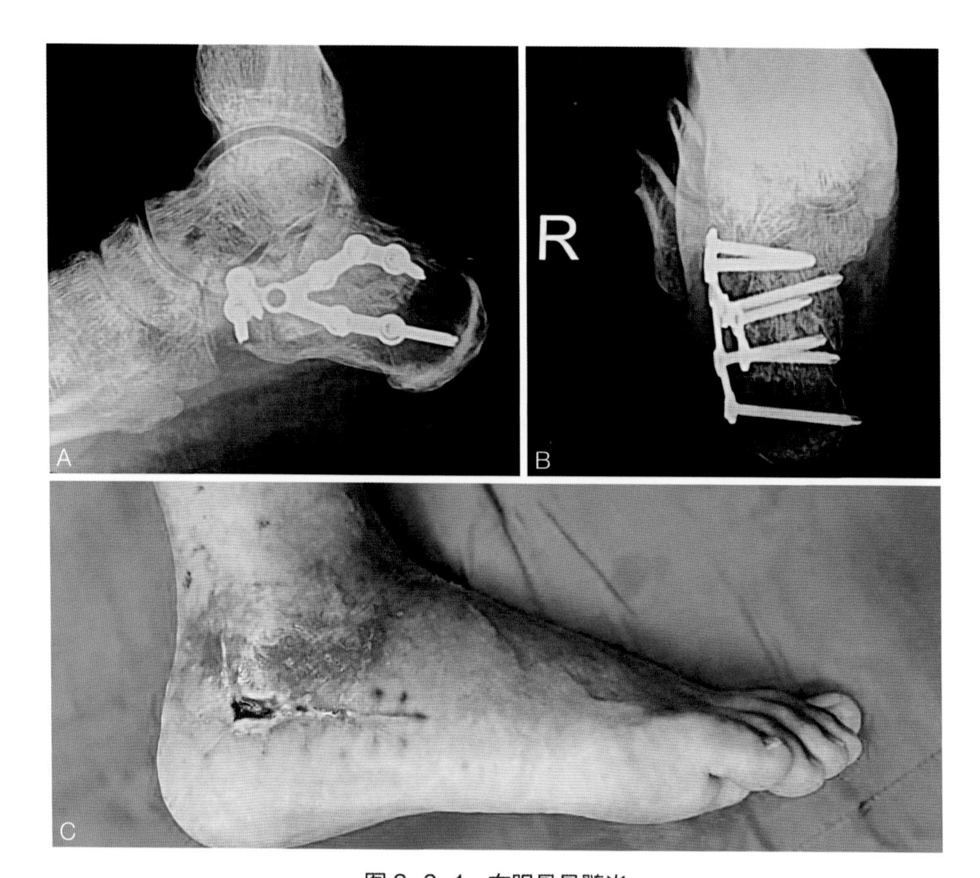

图 3-3-1 右跟骨骨髓炎

A、B. 右跟骨骨折钢板螺钉内固定术后；C. 右跟骨骨髓炎，切口皮肤坏死并感染

操作方法

术中采取原术后切口，取出钢板内植物后，生理盐水反复冲洗，冲洗完毕后放置一组 NRD 引流管（2 根），NRD 引流管入口位于外踝尖前方相当于跟骨手术切口皮瓣掀起的最上方，出口位于跟骨外侧缘最底端足底外侧缘（图 3-3-2）。

原手术切口直接缝合。术后用无菌纱布在 NRD 及皮肤间填塞包裹，使引流管不形成折弯贴紧皮肤保持引流通畅。术后早期每日换药一次。换药时用乙醇消毒引流管后进行反复提拉确保引流通畅，当引流量减少时采取隔日换药一次。

预 后

术后 14 天手术切口愈合好，拆除缝合线，继续佩戴 NRD 引流管，告知患者引流管口纱布渗出后，进行乙醇消毒引流管提拉后用无菌纱布包裹引流管两端。

术后 2 个月患者来院复查见伤口愈合好，NRD 引流管两端无明显渗出，取出其中一

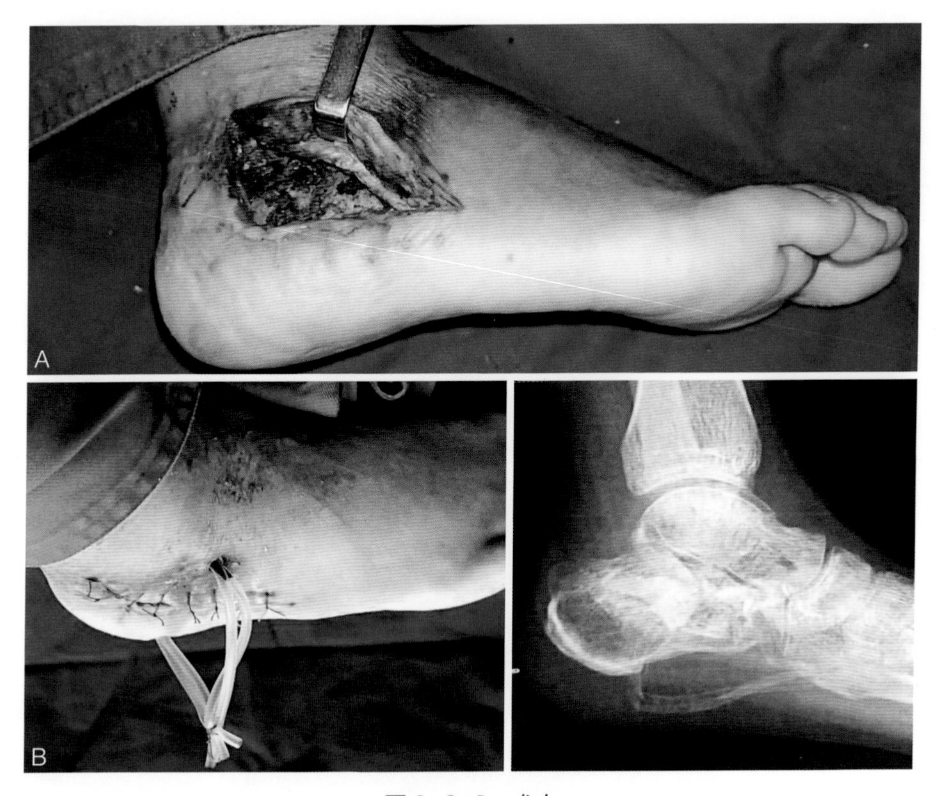

图 3-3-2 术中

A. 取出内固定物，清创闭合原创口；B. 重新“改道”置入 NRD 引流

根，保留另一根继续按原方式换药治疗。

术后 3 个月患者来院复查见伤口愈合好，NRD 引流管两端无渗出，取出其剩余一根管。分别于术后 5、7、9、11 个月电话随访患者，均告知创口愈合好，无红肿及渗出，随访 11 个月无特殊不适（图 3-3-3）。

心得体会

1. 直接闭合原来创口，改变了创口内钢板一直外露的“恶劣影响”。

2. 引流管“改道”妙用以后，患者和医生视觉上都得到了改观，看不到外露钢板，无术后换药的痛苦，创口内的引流更通畅。

3. 感染不愈合创口到底是缺血还是缺氧？哪个重要？Ilizarov 医师强调：骨折愈合需要呼吸，骨再生需要呼吸，感染病灶需要呼吸和引流！我们的经验也告诉我们，感染创口的缺氧（血氧饱和度低）会影响创口的愈合，NRD 技术可简单解决创口内缺氧问题，加快创口愈合。

我们认为 NRD 是有氧贯穿式引流技术。

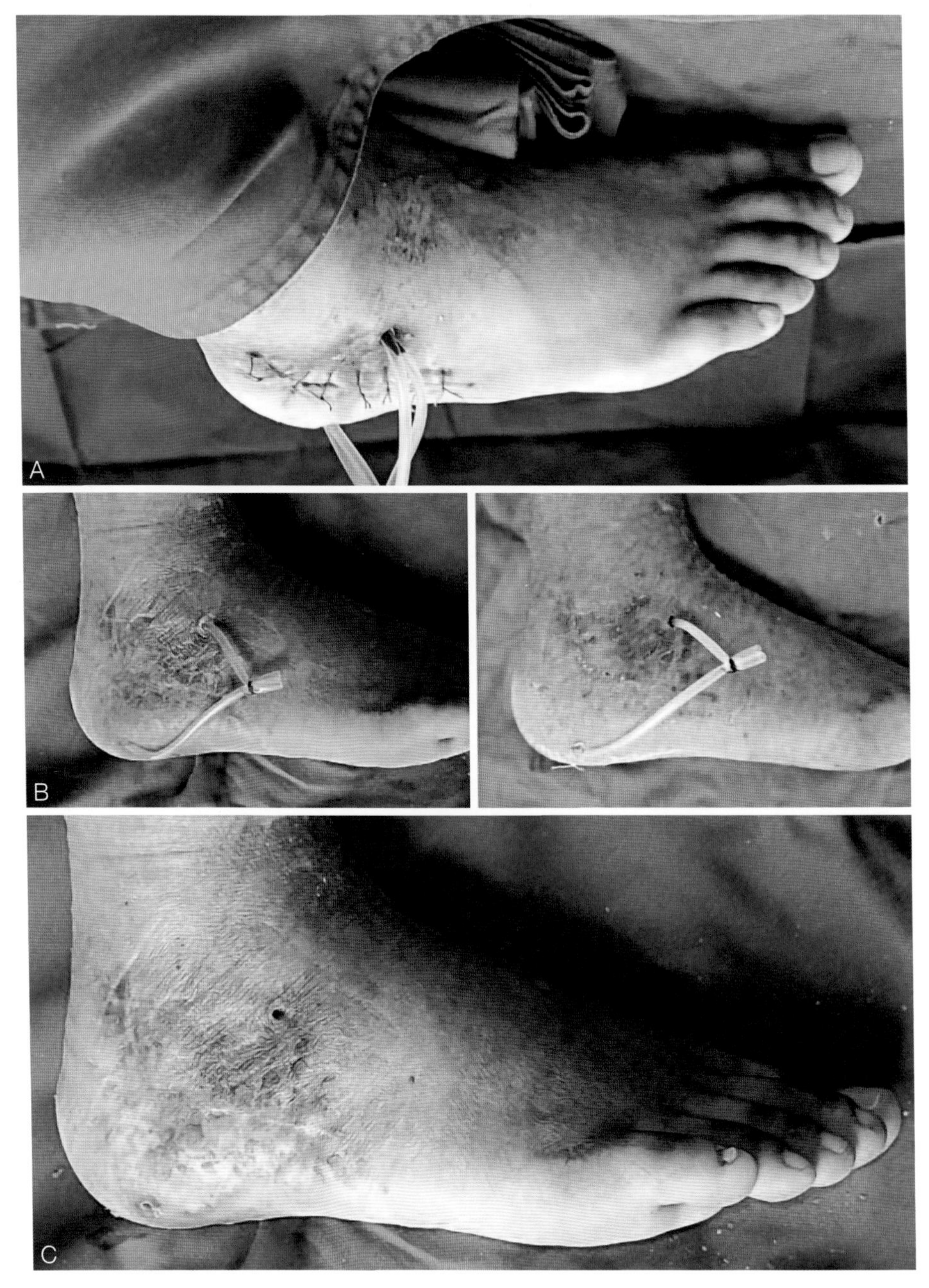

图 3-3-3　术后

A. 重新“改道”置入的 NRD 引流管；B. NRD 术后 2 个月更换新引流管，只留一根引流管；C. NRD 术后 3 个月，感染治愈拔除引流管（随访 11 个月）

（武超杰）

第四节
小腿骨髓炎皮瓣移植手术后感染复发的 NRD 应用

病例资料

患者男性，49 岁，右小腿骨折内固定、游离皮瓣移植术后，右胫骨慢性骨髓炎 2 年。

第一次手术：右小腿胫腓骨开放性骨折急诊清创后，钢板内固定，小腿外固定手术治疗（图 3-4-1）。手术后创口皮肤软组织发生坏死缺损。

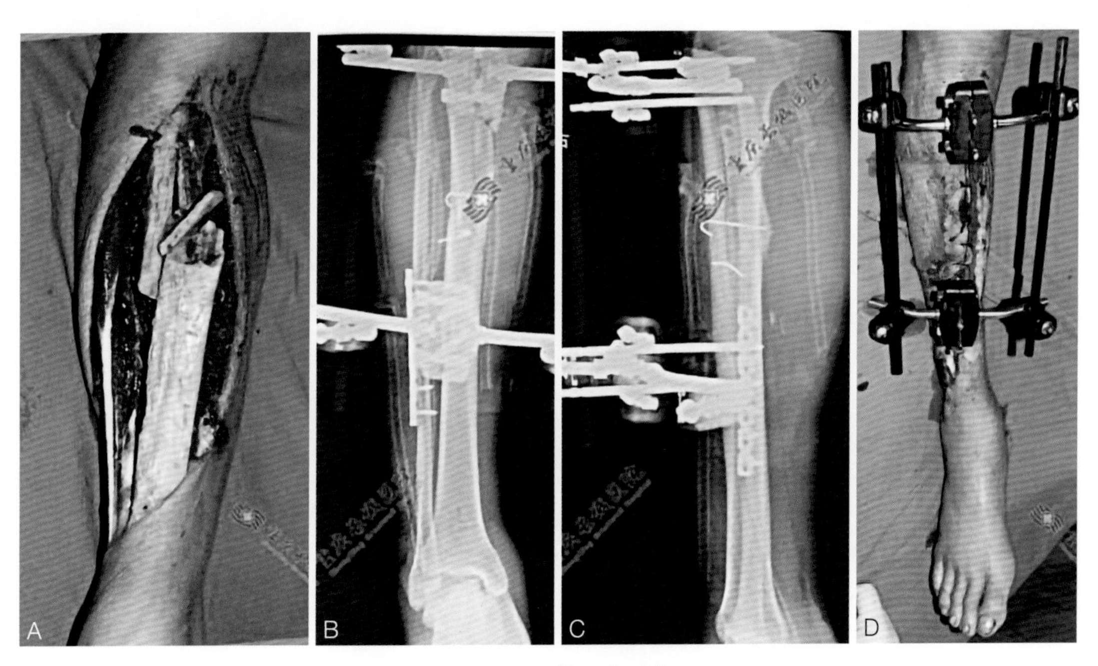

图 3-4-1　第一次手术

A. 右小腿胫腓骨开放性骨折；B、C. 钢板内固定；D. 小腿外固定

第二次手术：去除内固定钢板和外固定，清创术后施行小腿游离皮瓣移植手术覆盖创口，术后游离皮瓣边缘窦道不愈，诊断为慢性骨髓炎（图 3-4-2、图 3-4-3）。

[**注**] 骨质硬化影像影响了术前对骨髓炎病灶部位的准确判断。

治疗策略

1. 患者外伤性骨髓炎和皮肤软组织缺损经皮瓣修复治疗已恢复正常行走功能，残留不断渗出分泌物的窦道和小腿肿痛等症状，考虑是慢性骨髓炎胫骨骨髓腔残留的“微脓肿”所致。

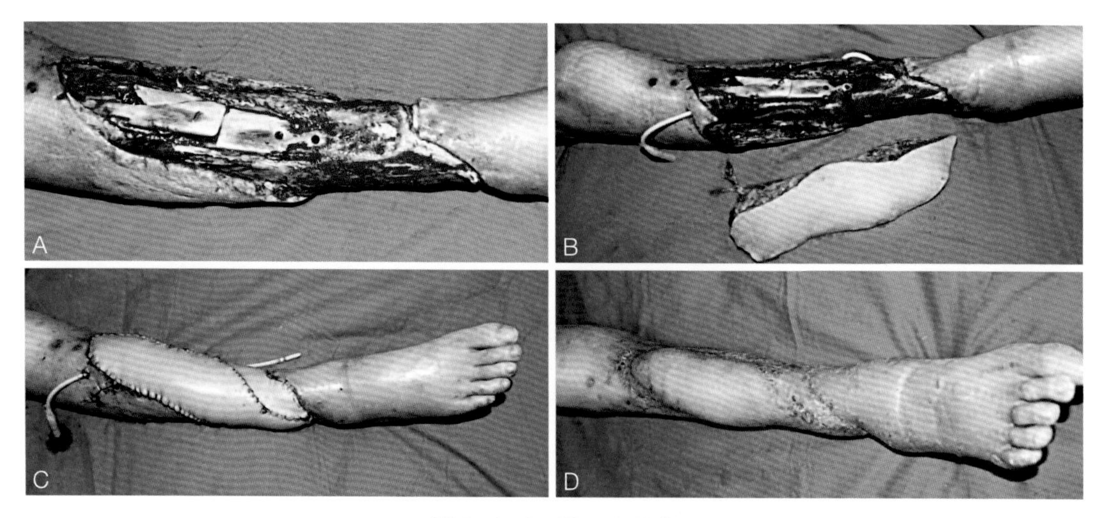

图 3-4-2 第二次手术

A、B. 第二次手术去除内固定钢板和外固定；C、D. 清创术后施行小腿游离皮瓣移植手术覆盖创口

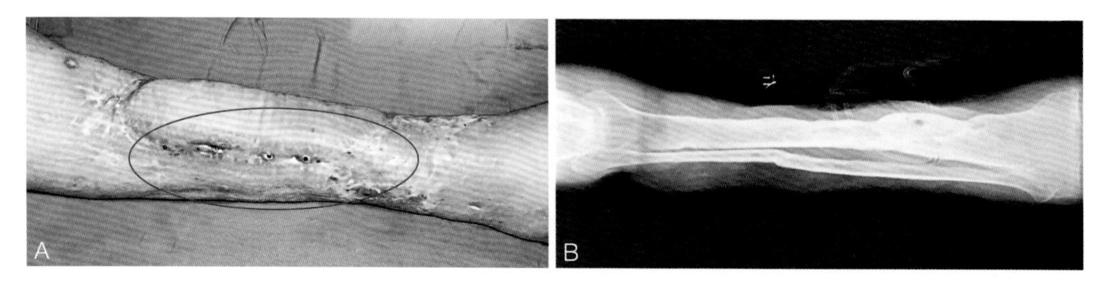

图 3-4-3 第二次手术术后

A. 术后游离皮瓣边缘窦道不愈，骨髓炎复发；B. X 线片呈现骨质硬化影像

2. 应用 NRD 技术：治疗的目的是探查胫骨骨髓腔潜在的病灶，按照 NRD 必须贯通病灶的原则，持续不断清创引流，消灭感染灶。

3. 不过度破坏胫骨的负重结构，保证患者术后日常生活自理。

操作方法

1. 手术沿着窦道显露胫骨前方，开窗式凿开硬化骨皮质，可见髓腔内充满炎性肉芽组织。继续用电钻在胫骨后方硬化骨皮质内开窗后，置入的 NRD 引流管贯通骨髓腔和小腿的前后方（图 3-4-4A）。

2. 另外一组引流管放置在骨髓腔内，出口在骨髓腔病灶最下方（图 3-4-4B）。

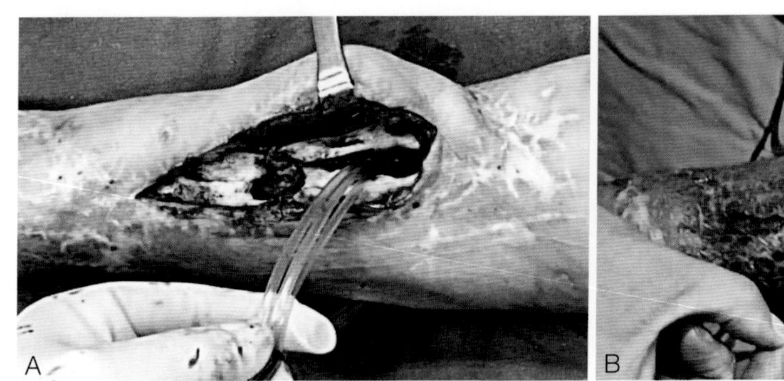

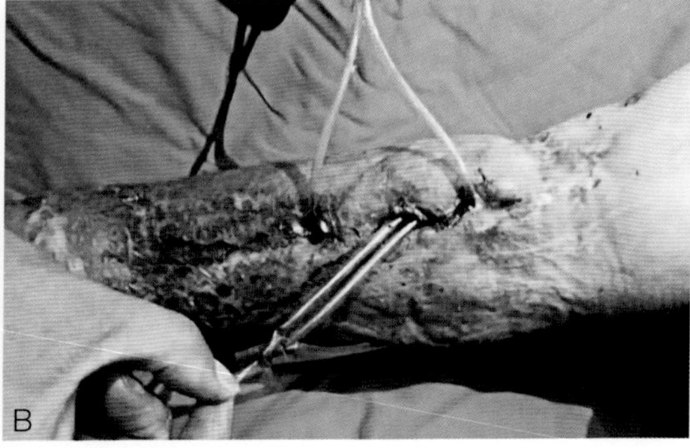

图 3-4-4　术中置入两组 NRD

A. 置入的 NRD 引流管贯通骨髓腔和小腿的前后方；B. 另外一组引流管放置在骨髓腔内，出口在骨髓腔病灶最下方

预　后

术后 3 个月引流口已无分泌物渗出，拔除两组 NRD，只留一根引流管贯通小腿前后继续观察（图 3-4-5A）。

术后半年拔除引流管，治疗结束（图 3-4-5B）。

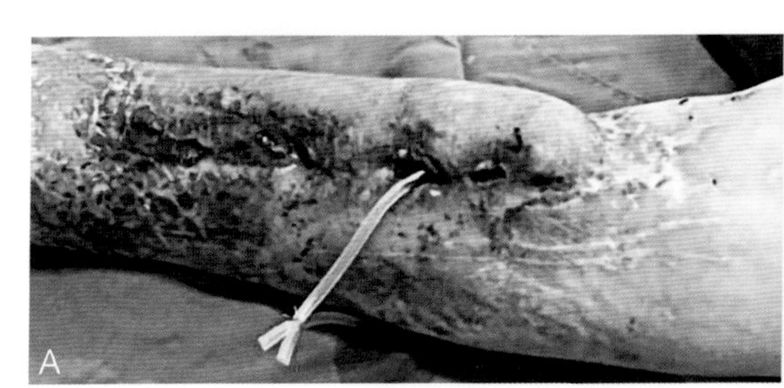

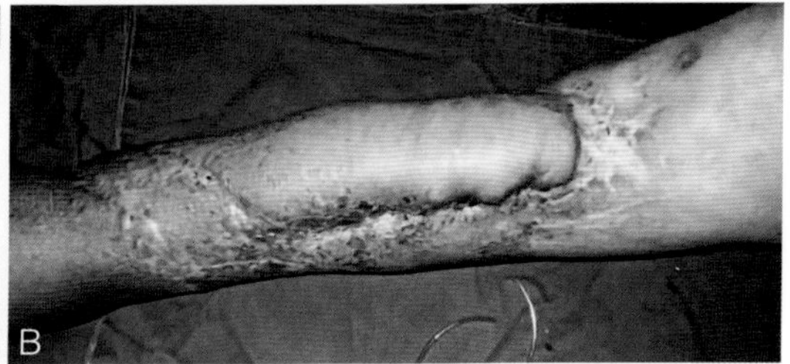

图 3-4-5　术后 3 个月、半年

A. 术后 3 个月引流口已无分泌物渗出，拔除两组 NRD，只留一根引流管贯通小腿前后继续观察；B. 术后半年拔除引流管，治疗结束

心得体会

慢性骨髓炎 2 年未愈，创口窦道一直有分泌物流出和疼痛症状困扰，若想彻底治愈"要做大段感染骨的切除""甚至截肢"等说法让患者承受巨大的心理负担……

NRD 精准贯通病灶，持续不断地清创引流，消灭残留"微脓腔"蚁穴溃堤的隐患，避免了"盲目治疗"而且不破坏骨的负重结构，不影响患者的日常生活，可谓起到了四两拨千斤的功效。

（田　林　谭玉忠）

第五节
久治不愈的胸骨骨髓炎 NRD 治疗

病例资料

患者女性，72 岁，因主动脉瓣膜钙化行人工瓣膜手术（2012 年 8 月），术后发生胸骨骨髓炎半年。曾经行 3 次胸骨病灶清除术、钢丝固定术，4 次 VSD 手术，万古霉素等多种抗生素治疗无效。胸骨前方窦道有大量分泌物流出，X 线片可见胸骨固定钢丝，CT 片可见胸骨后方有脓腔形成（图 3-5-1）。

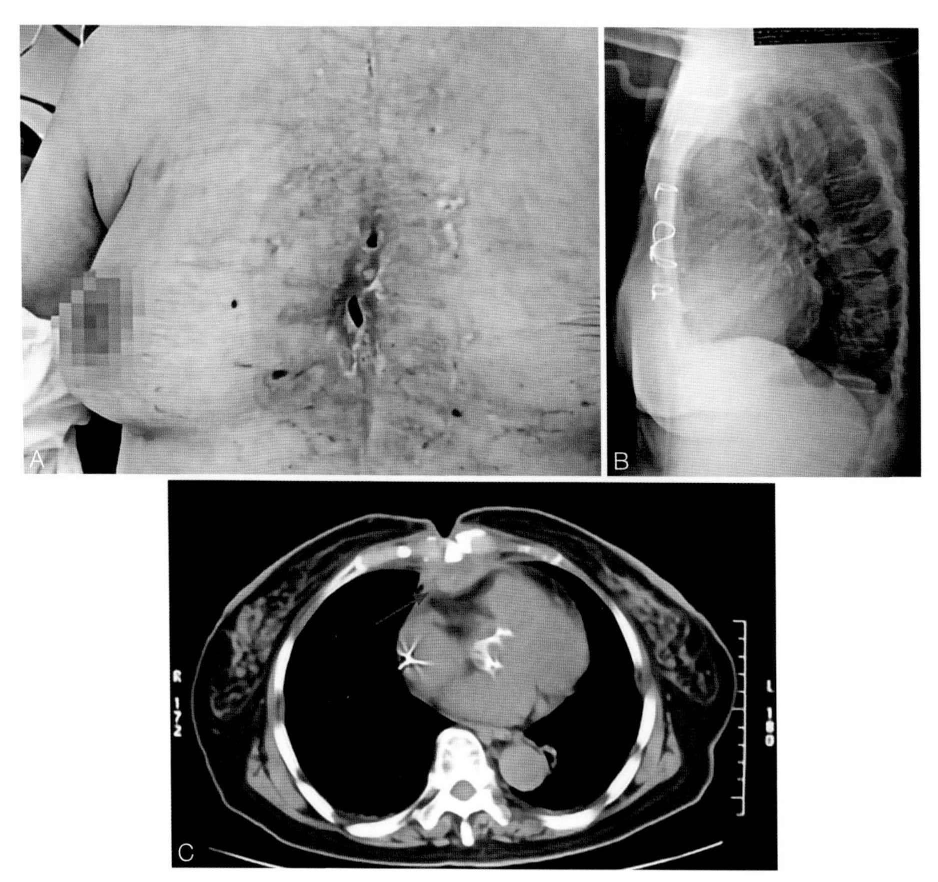

图 3-5-1　术前情况

A. 胸骨前方骨髓炎窦道；B. X 线片示胸骨内固定钢丝；C. CT 片可见胸骨后方脓腔（箭头所示）

治疗策略

患者曾就诊几家大医院，建议做胸骨骨髓炎病灶切除、人工胸骨置换手术，由于手术风险过大，患者本人及家属均不同意。

我们决定施 NRD 手术和内固定钢丝取出手术（2013 年 3 月 8 日）。

操作方法

1. 术中取出胸骨固定钢丝，未做胸骨病灶清除术。

2. 使用胸外科用的长弯钳子，从胸骨上缘钝性分离组织穿过病灶，到达胸骨剑突部位下方，引导两组硅胶管导入通过病灶，这个过程紧贴胸骨内侧骨面（图 3-5-2A）。

3. 术后 CT 正位可见引流管贯通胸骨后脓腔病灶（图 3-5-2B）。

4. 在胸骨左、右两侧肋骨前方皮下软组织内各放置一组 NRD，主要针对软组织浸润性炎症的治疗（图 3-5-2A）。术后根据引流管下方渗出物多少换药处理。

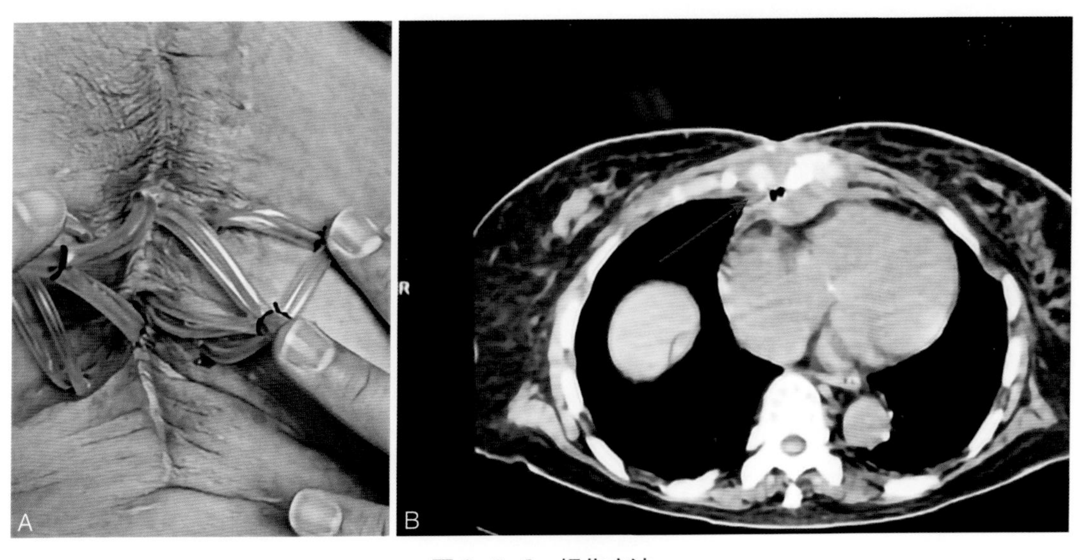

图 3-5-2　操作方法

A. 胸骨后方两组 NRD，左右肋骨前方各一组 NRD；B. 引流管贯通胸骨后方脓腔病灶（箭头所示）

预　后

1. 术后 1 个月 NRD 引流管出口只有少量分泌物流出，胸壁的浸润性肿胀逐渐消失，拔除引流管，只保留胸骨后一组 NRD（图 3-5-3）。

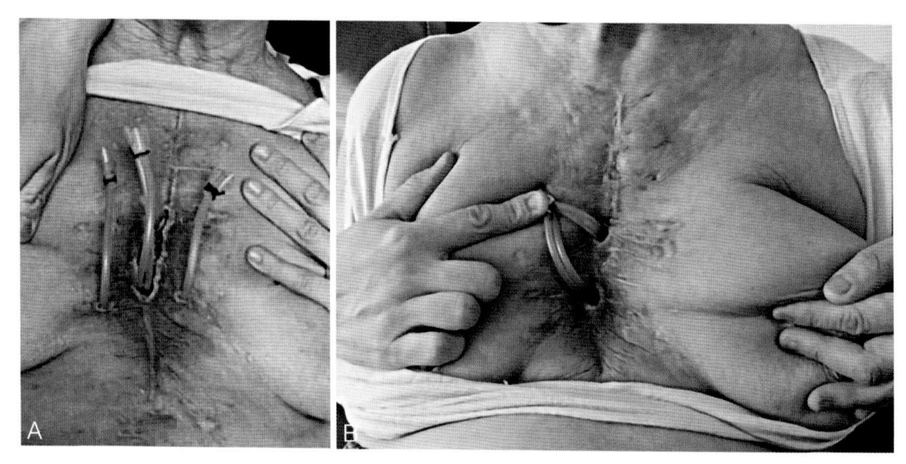

图 3-5-3 术后 1 个月

A. 术后 1 个月，逐渐拔除一部分 NRD 引流管；B. 只保留胸骨后一组 NRD

2. 术后 4 个月时，只保留一根 NRD 引流管，患者自行做引流管出口与入口的消毒（图 3-5-4）。

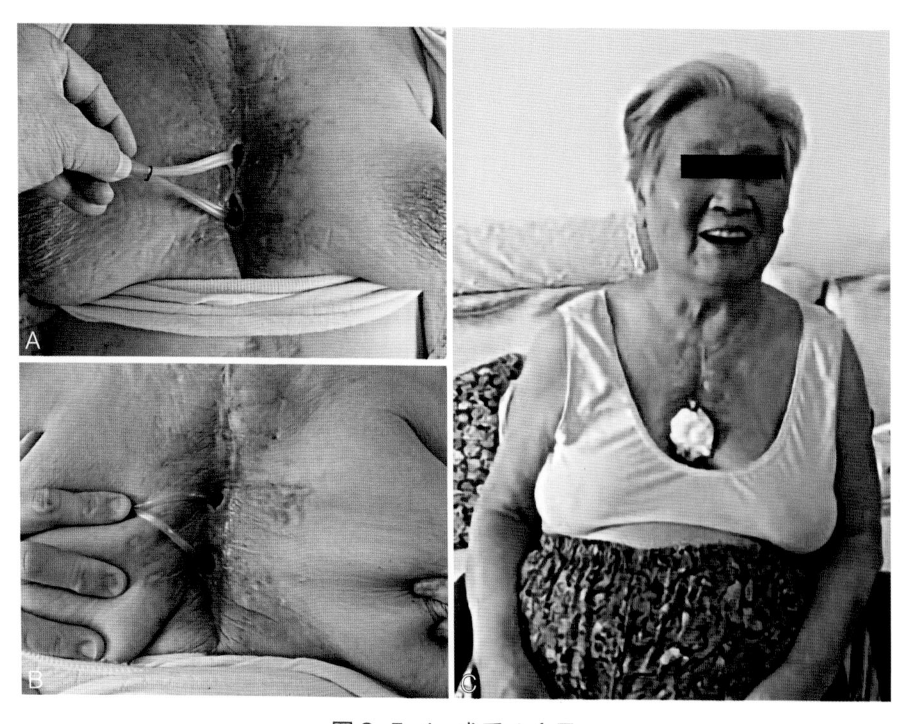

图 3-5-4 术后 4 个月

A、B. 术后 4 个月时，只保留一根 NRD 引流管（A 拆管前，B 拆管后）；C. 患者外观

3. 术后半年，拔掉引流管治愈（2013 年 10 月）（图 3-5-5A）。

4. 术后一年半随访，骨髓炎未复发（2014 年 10 月）（图 3-5-5B）。

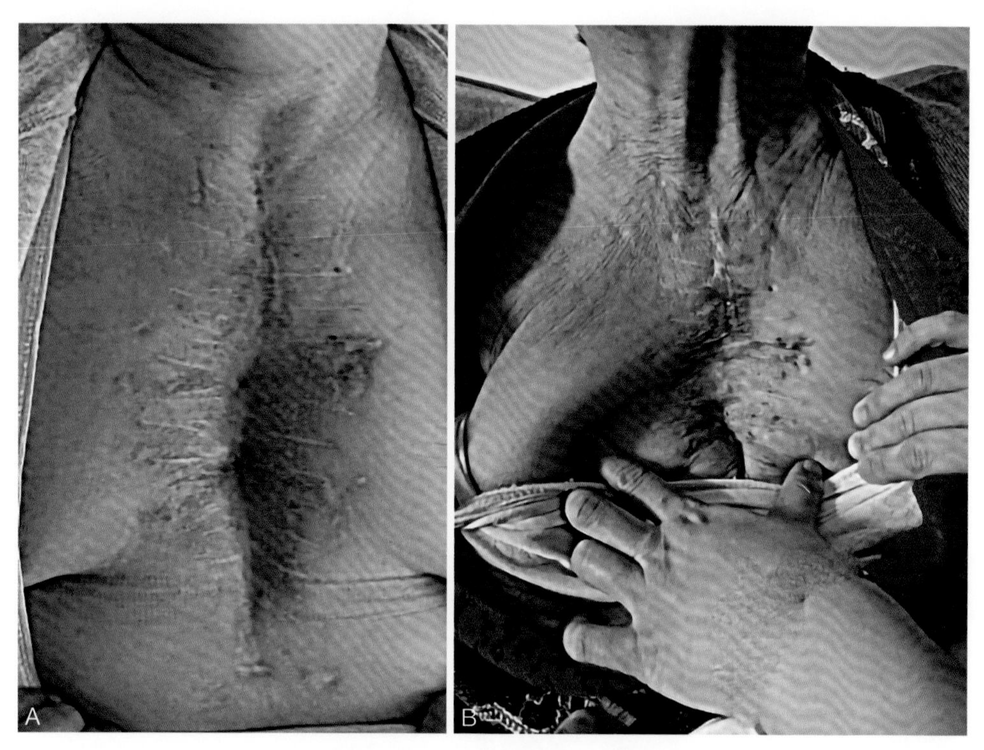

图 3-5-5　术后半年、一年半

A. 术后半年，拔除引流管；B. 术后一年半骨髓炎未复发

心得体会

1. 胸骨后方是重要的大血管、气管、食管等通过的部位，放置 NRD 的前提是必须要安全。我们使用胸外科用的长弯钳子，从胸骨上缘钝性分离组织穿过病灶，到达胸骨剑突部位下方。引导两组硅胶管导入的过程要紧贴胸骨内侧骨面。本病例 NRD 引流管精准贯通胸骨后方骨髓炎脓腔，有效的引流是治疗复杂骨髓炎的关键。

2. 除了感染病灶外，胸骨骨髓炎周围软组织长期浸润性炎症也要置入 NRD 引流，有利于炎症早期的治愈。

3. NRD 治疗避免了胸骨切除置换大手术的风险，术后停止使用抗生素，以最小代价减少了进一步复杂治疗带来的麻烦。

（杜朝晖　曲　龙）

第六节
胸骨骨髓炎皮瓣治疗失败后 NRD 治疗（釜底抽薪）

病例资料

1. 第一次手术

患者女性，54 岁，2018 年 5 月 22 日因胸骨肿瘤行“胸骨体肿瘤切除术 + 人工钛合金胸骨假体重建术”。

2. 第二次手术

术后创口皮肤坏死感染，内固定物外露，流脓 2 个月，换药后仍不见好转。行假体部分切除和皮瓣带蒂修复术，术后皮瓣缺血坏死，伤口感染流脓，于 2019 年 5 月 28 日来我院就诊。

诊断：胸骨体肿瘤切除术后皮肤缺损皮瓣修复术后皮瓣坏死，骨髓炎（图 3-6-1）。

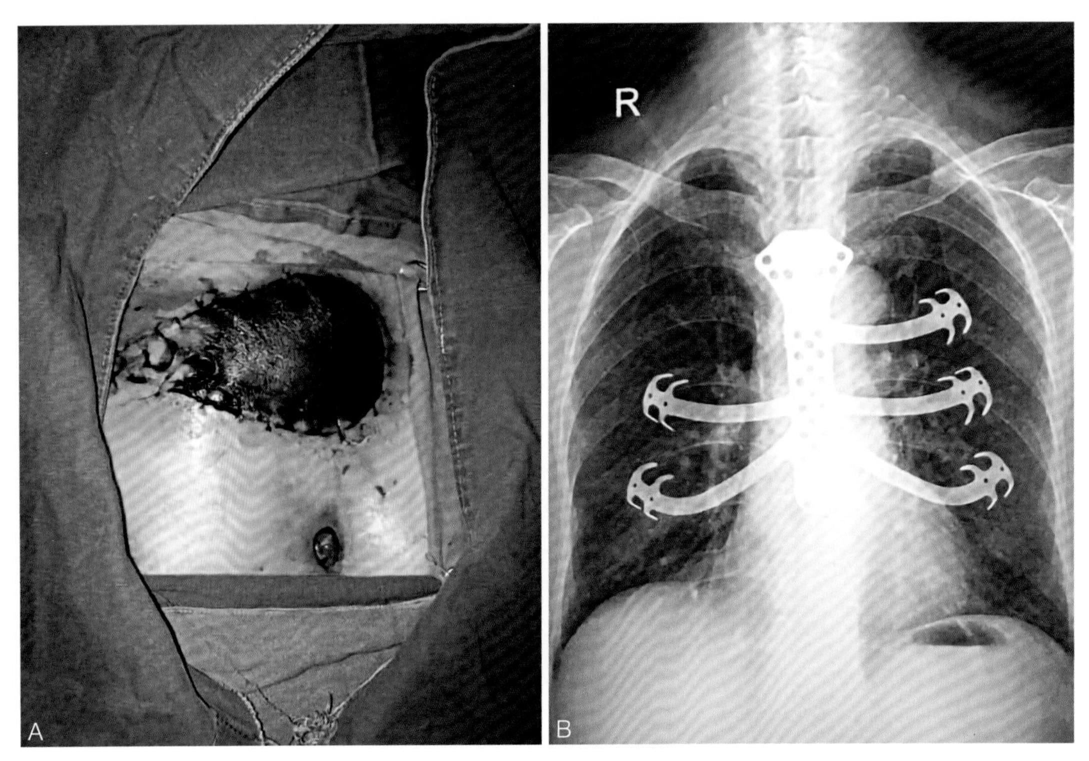

图 3-6-1 第二次手术

A. 移植皮瓣坏死发黑；B. 残留在胸部的胸骨假体

3. 第三次手术

行扩创清除坏死皮肤及感染组织，深部空腔骨水泥填充，表面骨水泥覆盖创面控制感染，待感染控制后再行创面修复术（图 3-6-2）。

术后表面感染控制，骨水泥深部仍有脓性分泌物渗出，需要再行皮瓣修复创面并解决深部感染引流问题。细菌培养：金黄色葡萄球菌（+）。

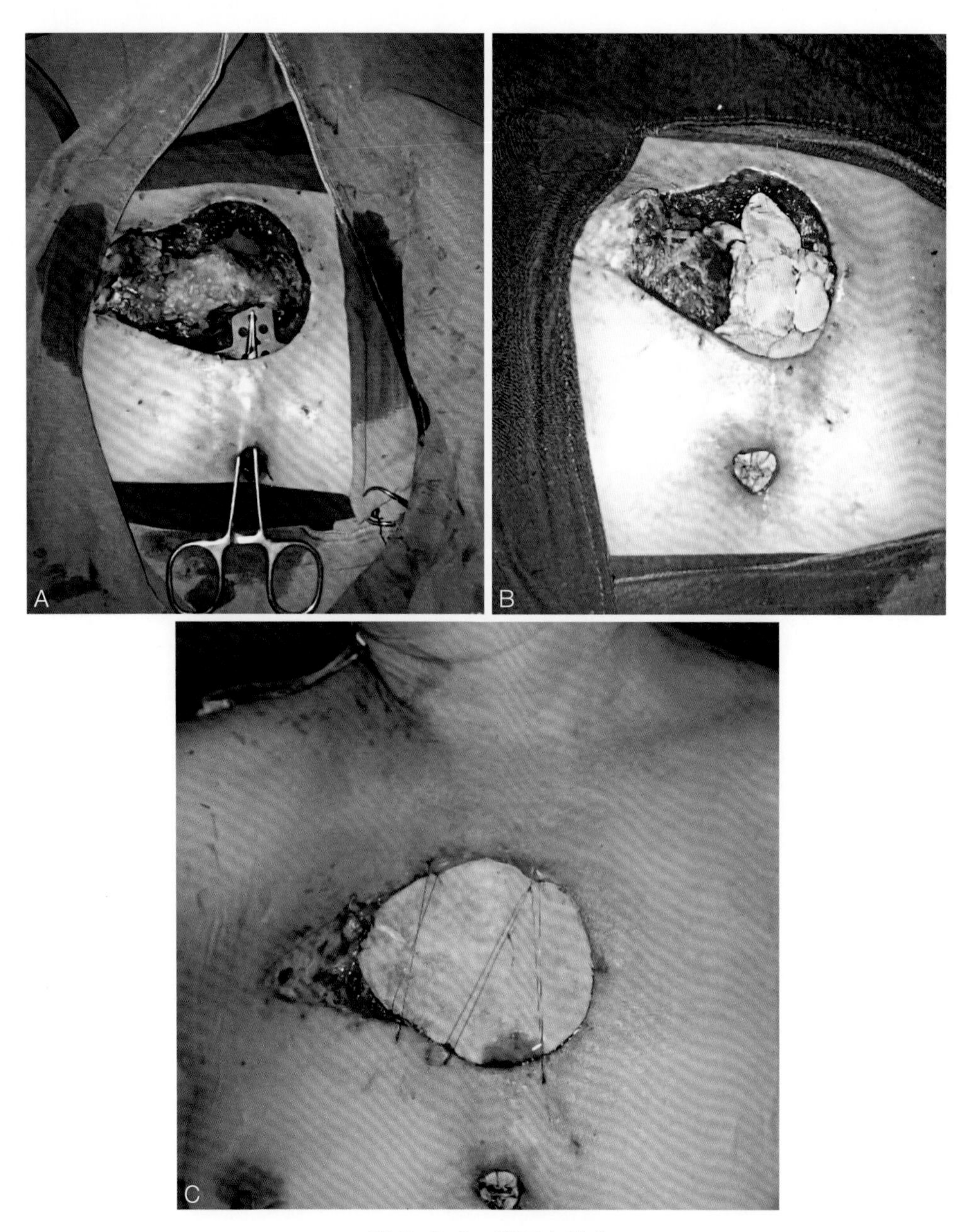

图 3-6-2 第三次手术

A. 扩创清除坏死皮肤及感染组织；B. 深部空腔骨水泥填充；C. 表面骨水泥覆盖创面控制感染

治疗策略

该患者患胸骨骨髓炎，皮肤缺损，感染创面经清创、皮瓣修复后皮瓣坏死，骨水泥填充等均未治愈感染。

此创面问题解决的关键是控制感染，去除无生命的内植物，完成创面覆盖。但因目前患者无法进行假体去除，故不能彻底清除异物，因此深部感染的引流治疗至关重要，只有应用 NRD 技术“釜底抽薪”控制假体深部感染，才能确保再次皮瓣移植手术的成功。

操作方法

1．NRD 出口位置与置入方法

（1）NRD 引流管置入的位置选择在假体后方近端至剑突下方（“釜底抽薪”），站立时分泌物会排到最低位。

（2）引流管置入时，使用钢丝穿过病灶深部，在内置物上方由上至下钝性贯通病灶，在剑突下方出口导入引流管。

（3）交叉安装 2 组 NRD，增加引流通道，彻底引流（图 3-6-3A）。

2．皮瓣覆盖创面

第四次手术：

第三次手术后 30 天，麻醉下行清创游离股直肌肌皮瓣（因血管变异无法切取股前外侧肌皮瓣）覆盖创面，由于深部组织（假体下方）采用 2 组 NRD 引流术，术后虽然出现皮瓣皮肤坏死，但是肌肉血运好，深部感染引流通畅（图 3-6-3B、C）。

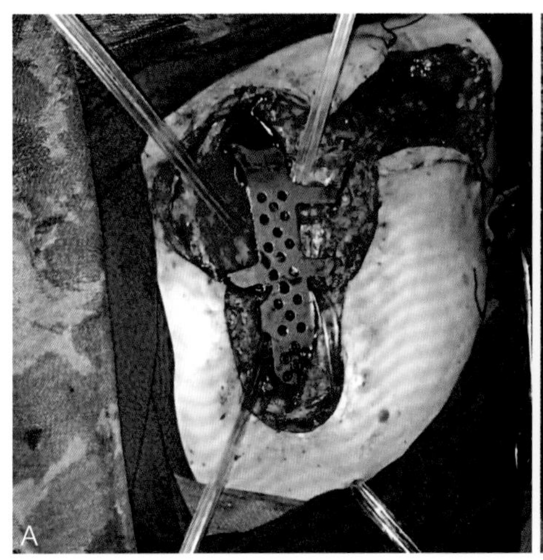

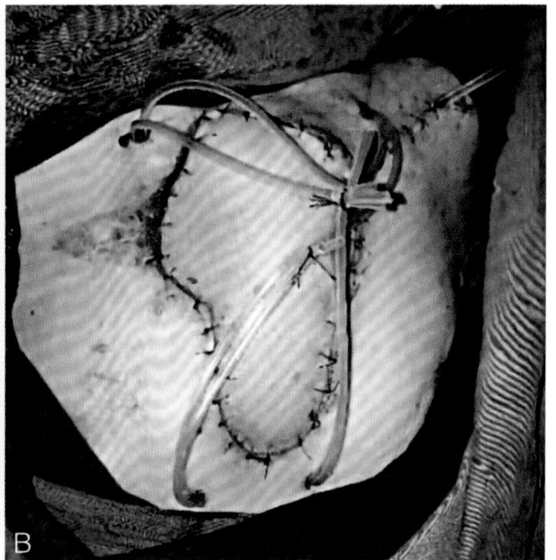

图 3-6-3　第四次手术

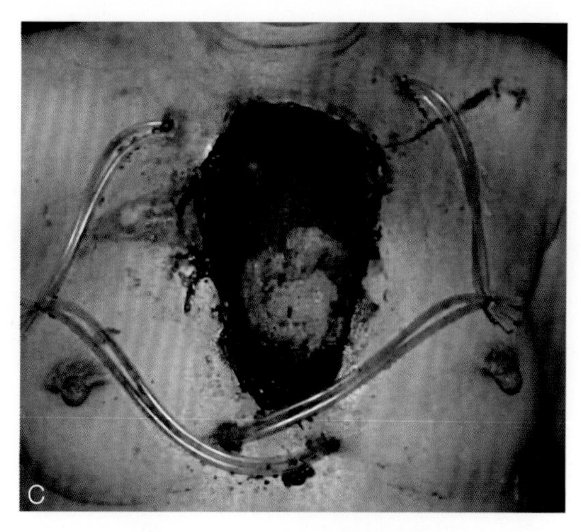

图3-6-3（续） 第四次手术

A. 深部组织（假体下方）采用2组NRD引流；B. 游离股直肌肌皮瓣覆盖创面；C. 术后虽然出现皮瓣皮肤坏死，但是肌肉血运好，深部感染引流通畅

预 后

第五次手术：

第四次手术6周后，由于NRD创口深部引流通畅，虽然皮瓣皮肤坏死，但是肌肉组织存活。清创去除坏死皮肤，VSD覆盖培养肉芽组织，去除VSD后肉芽组织血运良好（图3-6-4）。

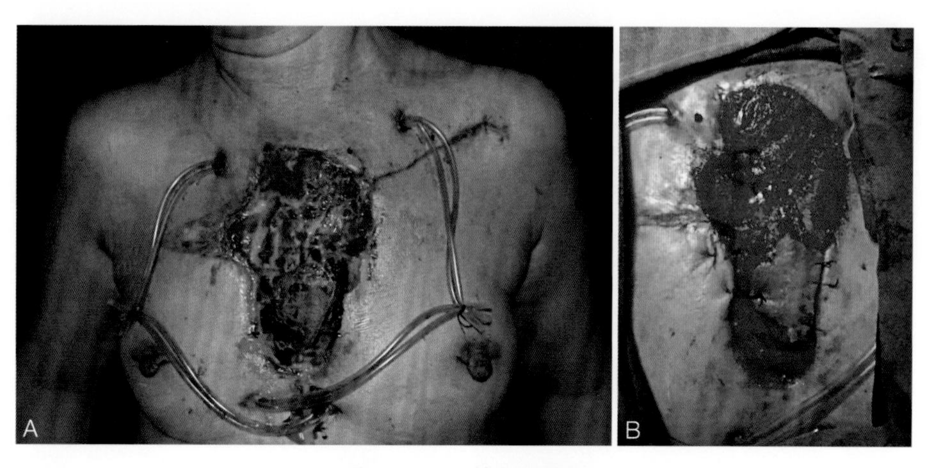

图3-6-4 第五次手术

A. 由于NRD创口深部引流通畅，虽然皮瓣皮肤坏死，但是肌肉组织存活；B. 清创去除坏死皮肤，VSD覆盖培养肉芽组织，去除VSD后肉芽组织血运良好

第六次手术：

第五次手术 4 周后，覆盖创面游离植皮成活，但 NRD 仍不拔除，继续保持深部引流，一直到创面彻底治愈再拔除引流管（图 3-6-5）。

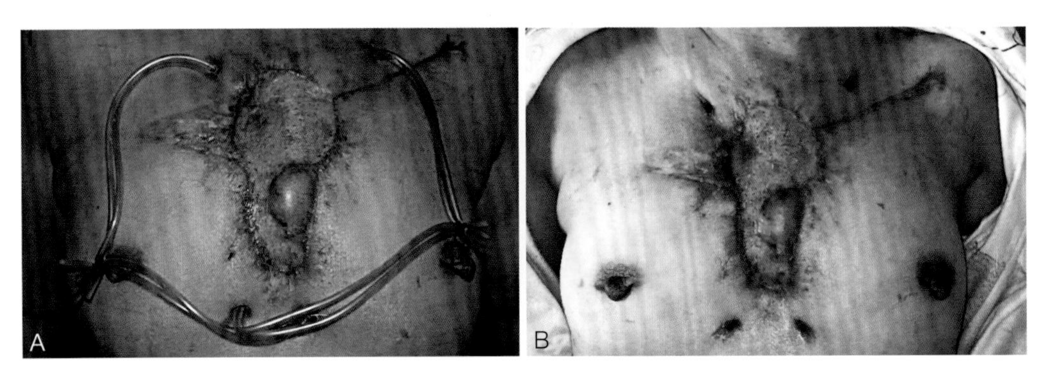

图 3-6-5　第六次手术

A. 覆盖创面游离植皮成活，但 NRD 仍不拔除，继续保持深部引流；B. 创面彻底治愈再拔除引流管

心得体会

该病例胸骨骨髓炎创面，经历了五次各种皮瓣移植手术获得成功，最后几乎无皮可取，可谓皮瓣移植技术的绝唱（图 3-6-6）。针对皮瓣移植术后感染数次复发，应用 NRD 进行深部感染组织的持续不断清创引流，这种釜底抽薪式的治疗是成功的关键。

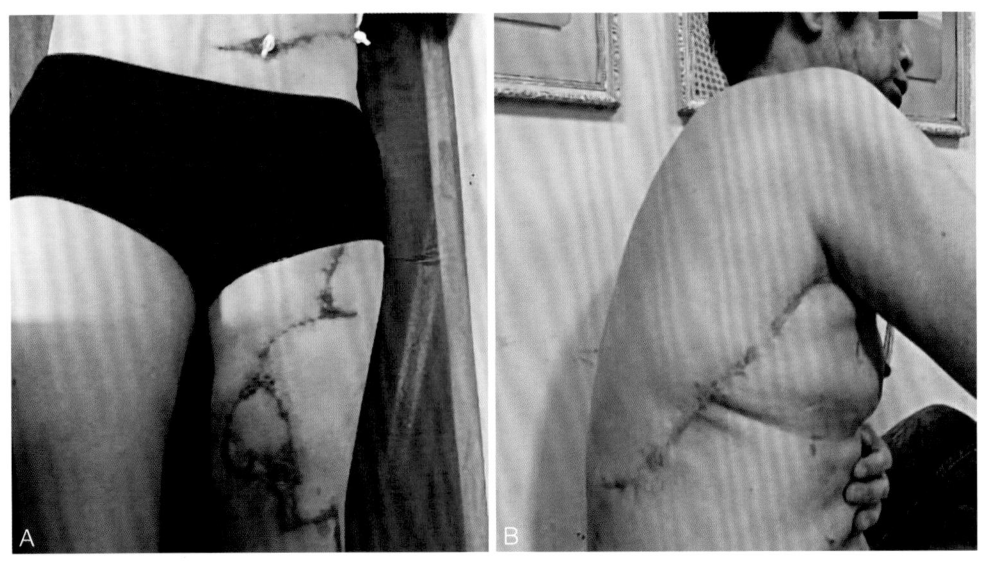

图 3-6-6　皮瓣取皮处

A. 腹壁，大腿内侧皮瓣取皮处；B. 胸肋部皮瓣取皮处

1. NRD 技术与皮瓣修复技术同时应用，NRD 技术是皮瓣覆盖创面后感染复发治疗的方法。

2. NRD 技术与皮瓣修复技术同时应用，NRD 技术也是预防皮瓣移植术后感染的方法，而且操作简单。

3. 必须充分保证 NRD 引流管通过皮瓣下病灶和引流管出口在患部最低位置，才能达到最佳的引流效果。本病例皮瓣下方还有钢板假体，安放 NRD 引流管一定要在假体下方，铺设皮瓣下方的引流管医生要有一定的想象力。

4. 本病例第四次皮瓣移植术后出现表皮坏死，但深部肌肉因持续引流没有感染坏死，为植皮提供了创面基础。

思　考

创面内固定外露，且存在大量脓液，又不具备拆除全部内固定的条件，皮瓣覆盖创面虽能完成皮肤覆盖，但深部感染如何能保持持续引流清创，才是感染控制的根本、皮瓣成活的法宝。而 NRD 为病灶引流打开了通道，脓液不再淤堵。当皮瓣覆盖创面，虽然表皮坏死，但深部没有再次出现脓液聚集导致感染扩大，创面覆盖得以成功，而 NRD 引流持续作用将深部创面残存的脓液及细菌排出，最终间断拔管，彻底解决了创面感染问题。

（田　林　谭玉忠）

第七节
人工膝关节置换术后感染 NRD 应用

病例资料

患者男性，74 岁，人工膝关节置换手术（2009 年 9 月 11 日）后感染 1 年 [耐甲氧西林金黄色葡萄球菌（MRSA）阳性]。

左膝关节屈曲活动度 10°，髌骨下方窦道一直有分泌物流出，左膝部弥漫性肿胀，扶双拐行走（图 3-7-1）。

治疗策略

膝关节专家会诊认为，人工膝关节置换术后发生感染是灾难性的结果，人工关节翻修手术是唯一的选择。翻修手术第一步：取出感染的人工膝关节假体，置入带抗生素的骨水泥占位器，术后还要进行系统的抗生素治疗。第二步：待感染控制后半年再做翻修手术，

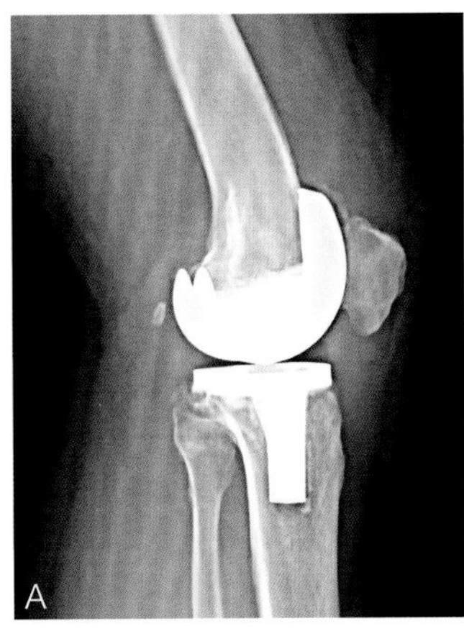
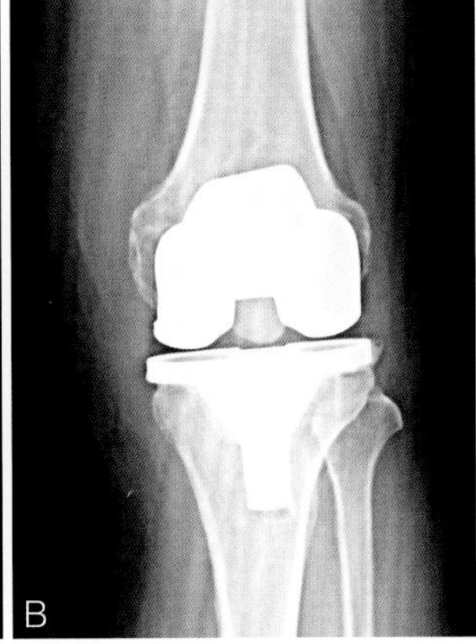
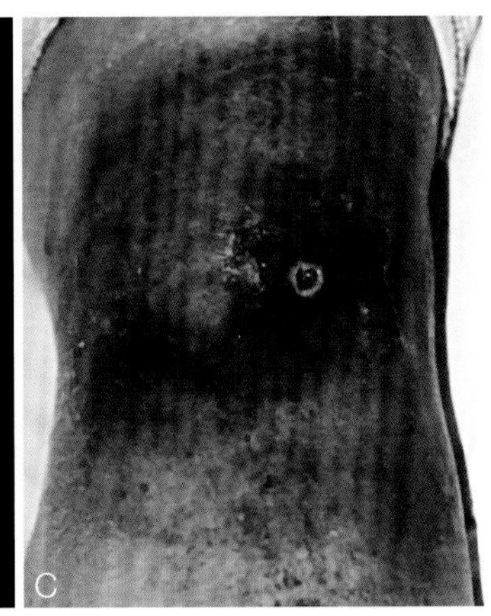

图 3-7-1　人工膝关节置换术后感染

A、B. 人工膝关节置换术后感染 1 年，假体周围未见骨质吸收、松动的影像；C. 感染窦道

但不能保证翻修术后不再发生感染。

由于患者本人及家属均不同意做翻修手术，不得已而为之，决定先选择 NRD 技术控制和治疗感染。

创口的感染菌培养结果是 MRSA 感染，系统应用大量抗生素无效，决定 NRD 术后停用各种抗生素。

操作方法

术中应用高压冲洗枪从感染窦道口深入关节腔充分冲洗。

放置 2 组 NRD 引流管：

第一组 NRD 引流管入口从原窦道口置入，出口在关节间隙前内侧（内侧膝眼），本组引流管平行关节间隙前方，站立时分泌物可流出（图 3-7-2A）。

第二组 NRD 引流管入口从原窦道口置入，出口在关节间隙内下方，引流管紧贴关节假体内侧间隙，卧位时关节内渗出物可不断从最下方引流口排出（图 3-7-2B）。

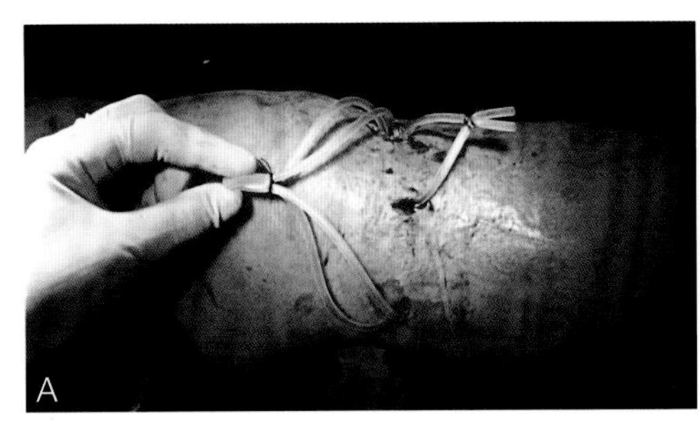
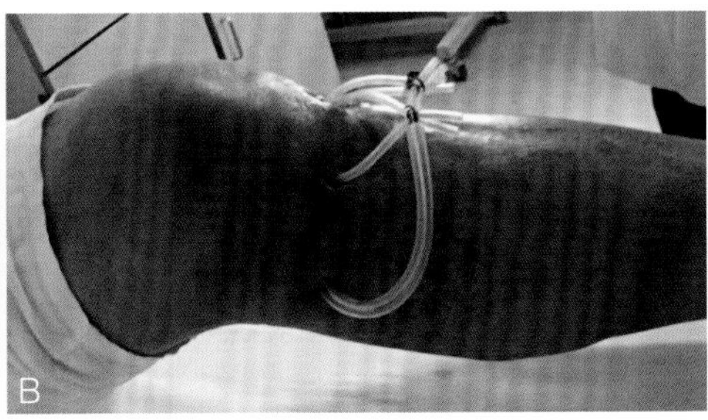

图 3-7-2　NRD 入口和出口位置

A. 第一组人工关节前方 NRD 引流管位置；B. 第二组人工关节内侧后方 NRD 引流管位置

术后效果

NRD 术后 1 个月引流管出口无分泌物流出，膝关节弥漫性肿胀消退，出现皮皱，细菌培养呈阴性。

更换引流管，2 组引流管各剩一根。

患者带着 NRD 开始膝关节 CPM 机功能练习（图 3-7-3）。

NRD 治疗 2 个月后，膝关节与小腿肿胀消失，左膝关节屈曲功能恢复到 45°，自由行走无痛。去掉关节内后方 NRD，只保留前方一根 NRD，患者出院。出院后患者在家自行处理 NRD 敷料更换，着装 NRD 日常生活、外出旅行均无问题。术后半年拔除 NRD 引流管（图 3-7-4）。

2014 年 1 月，NRD 治疗结束 3 年随访，未见人工关节假体松动，感染未复发（图 3-7-5）。

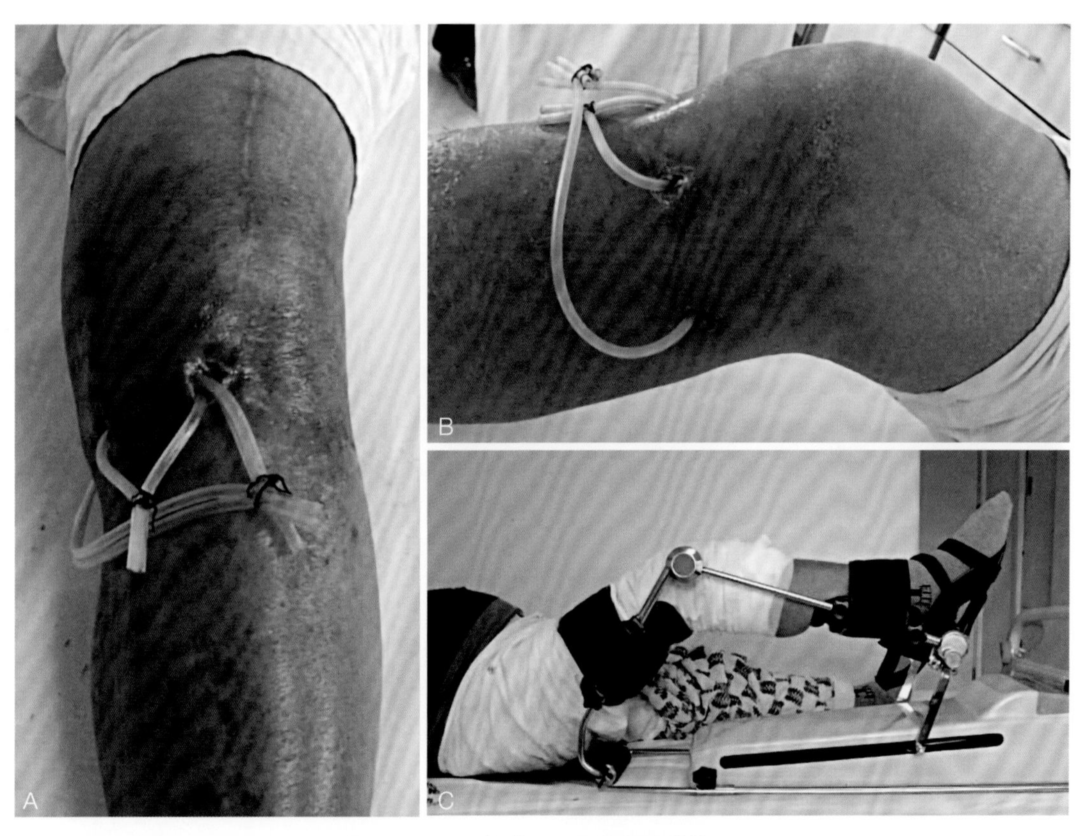

图 3-7-3 着装 NRD 康复功能练习

A. NRD 术后 1 个月，膝关节弥漫性肿胀消退，出现皮皱；B. 更换引流管，2 组引流管各剩一根；C. 带着 NRD 开始膝关节 CPM 机功能练习

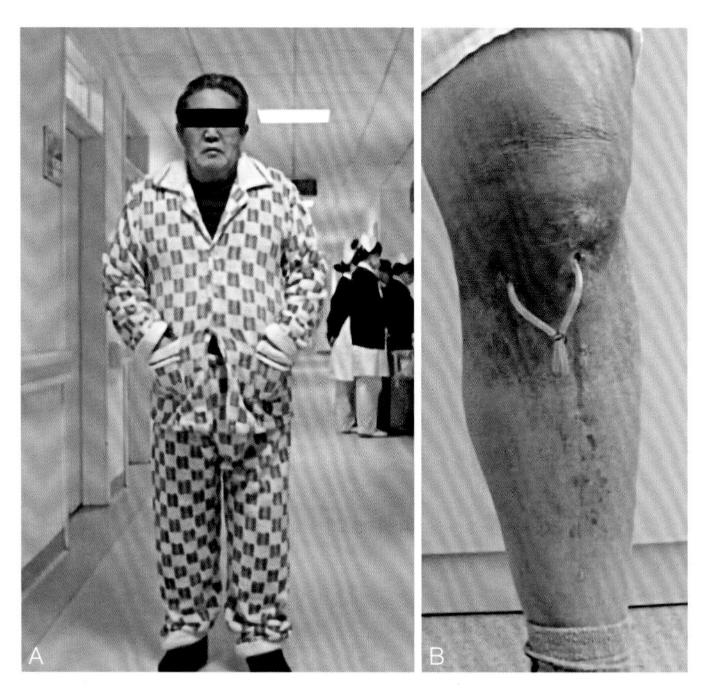

图 3-7-4　着装 NRD 行走正常

A. 左膝关节屈曲功能恢复到 45°，自由行走无痛；B. 着装 NRD 日常生活、外出旅行均无问题

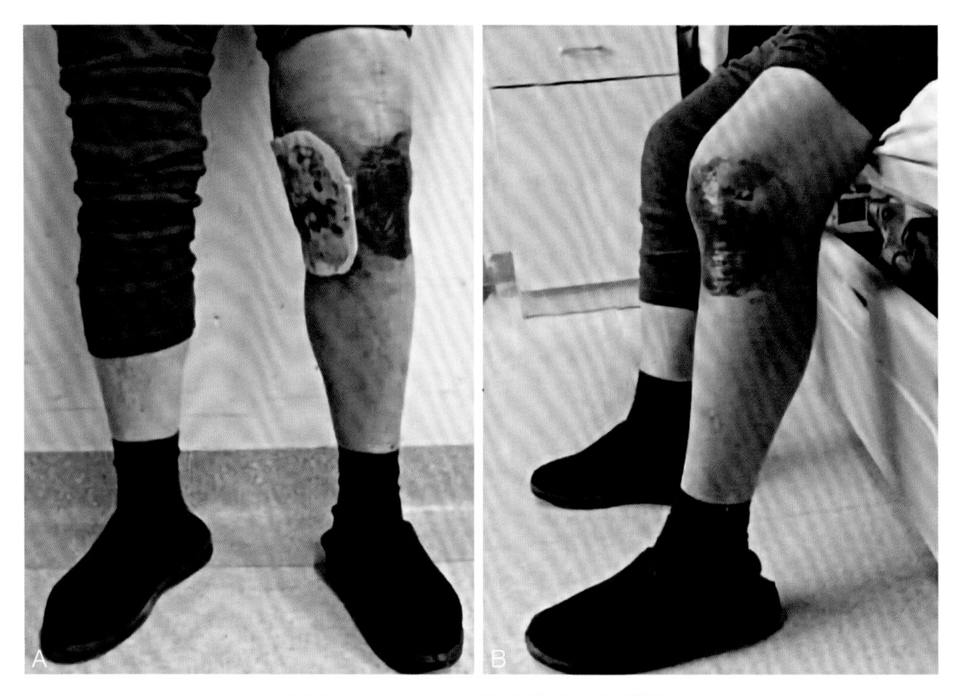

图 3-7-5　NRD 治疗结束 3 年随访

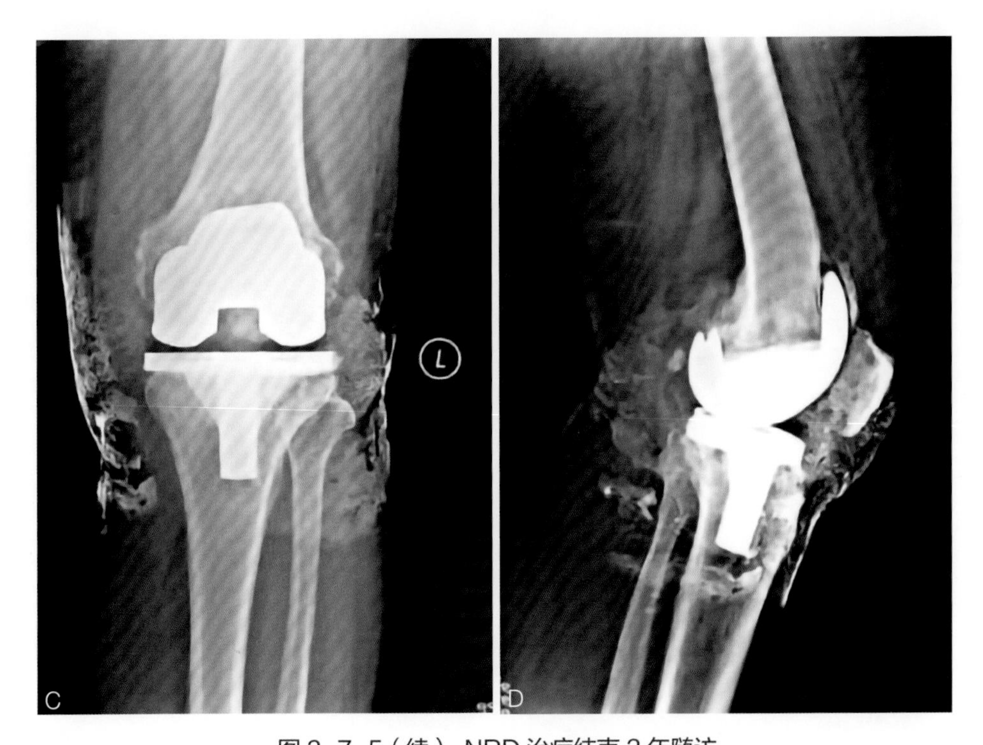

图 3-7-5（续） NRD 治疗结束 3 年随访

A、B. NRD 术后感染未复发（膝部中药外敷）；C、D. 未见人工关节假体松动（膝部中药外敷）

心得体会

1. 该患者人工关节术后感染，未做人工关节翻修手术，应用 NRD 控制和治疗感染，术后感染治愈，生活、行动恢复正常，经 3 年随访证实感染未复发。我们认为 NRD 这种“小手术”与复杂的人工关节翻修手术相比换来患者 4 年的日常生活自如，是有价值的。

2. 术前细菌培养结果为 MRSA 阳性，NRD 术后停用抗生素治疗，1 个月后细菌培养结果呈阴性，我们认为 NRD 技术的确实抑菌效果需要进一步研究。

3. 对于人工关节假体没有松动的术后感染病例，采取彻底冲洗关节腔后，应用 NRD 持续不断地排除渗出液，其治疗效果比常见的骨髓炎治疗效果更明显（感染渗出局限在关节腔内，不易扩散）。因此认真分析人工关节置换术后感染病例的具体原因，不马上进行“翻修”手术，在这之前还有一个“精修”阶段，比如像 NRD 这种方法，可让人工关节置换术后感染的治疗变得更简单有效。

（杜朝晖　曲　龙）

第八节
人工髋关节置换术后感染 NRD 应用

病例资料

患者女性，72 岁，2014 年人工髋关节置换术后感染，半年后更换占位器同时应用 NRD 控制感染，之后应用 NRD 治疗 8 年，直至 80 岁因肺炎去世。

第一次手术： 人工髋关节置换术（图 3-8-1A）。

第二次手术： 更换带抗生素的骨水泥占位器后应用 NRD 控制感染，手术后感染没有得到有效控制的原因是，引流管安放在占位器与大粗隆部位皮下，引流管没有贯穿通过深部病灶（图 3-8-1B）。

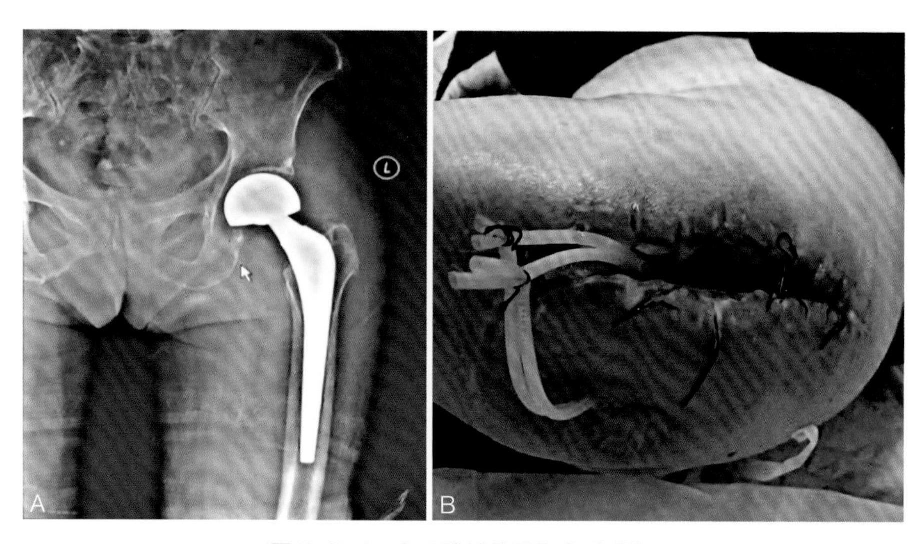

图 3-8-1　人工髋关节置换术后感染

A. 人工髋关节置换术；B. 更换占位器后应用 NRD，感染没有得到有效控制（引流管没有通过深部病灶）

治疗策略

针对第二次手术后感染没有得到有效控制的原因，决定手术清创探查，重新更换 NRD 引流管，NRD 引流管一定要贯通深部感染病灶。

具体方法

第三次手术： 术中发现在占位器内侧小粗隆部位和大粗隆部位有严重的深在部位的感染。在占位器内侧小粗隆部位感染病灶及大粗隆部位各放置两组 NRD 引流管，术后 X 线片可见引流管通过占位器内侧病灶（小转子部位）（图 3-8-2A）。

第一组 NRD 引流管：入口在髋关节前方（腹股沟中点下方），通过小粗隆病灶；出口在臀后部外前方。

第二组 NRD 引流管：入口在大粗隆顶部；出口在股骨外上方（图 3-8-2B）。

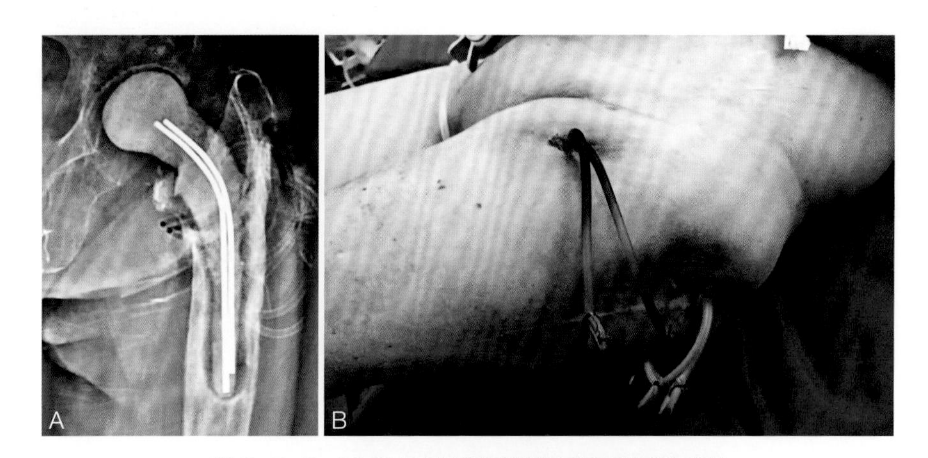

图 3-8-2　NRD 引流管贯通髋关节深部感染病灶

A. 术后 X 线片可见引流管通过占位器内侧病灶（如圆圈部位）；B. NRD 引流管贯通髋关节深部感染病灶位置

结　果

第三次手术后从引流管渗出的分泌物逐渐减少，只需一周两次更换引流管出口纱布换药即可，患者日常生活不受影响，无特殊症状困扰，决定不再做人工髋关节翻修手术，维持现状。

第四次手术： 第三次手术 2 年后股骨大粗隆部位活动时因疼痛原因取出占位器，术中观察髋关节病灶骨质完好，无感染渗出。更换新引流管，NRD 引流管保存于原来位置（图 3-8-3）。

去除占位器后的髋关节假关节无疼痛，活动功能良好（图 3-8-4），一直维持 8 年至去世。

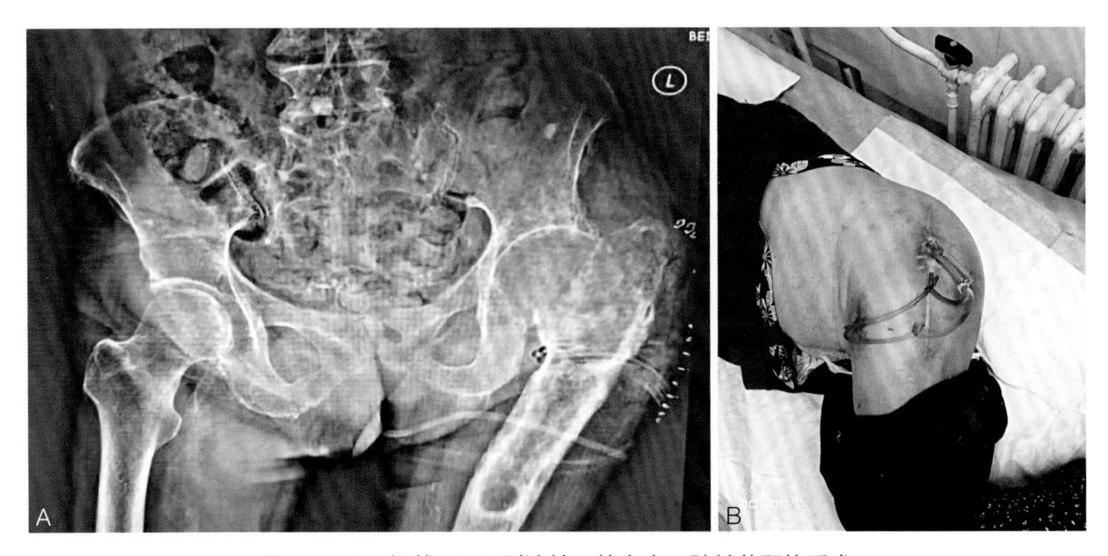

图 3-8-3 佩戴 NRD 引流管，放弃人工髋关节翻修手术

A. 取出占位器，术中观察髋关节病灶骨质完好，无感染渗出；B. 更换新引流管，NRD 引流管保存于原来位置

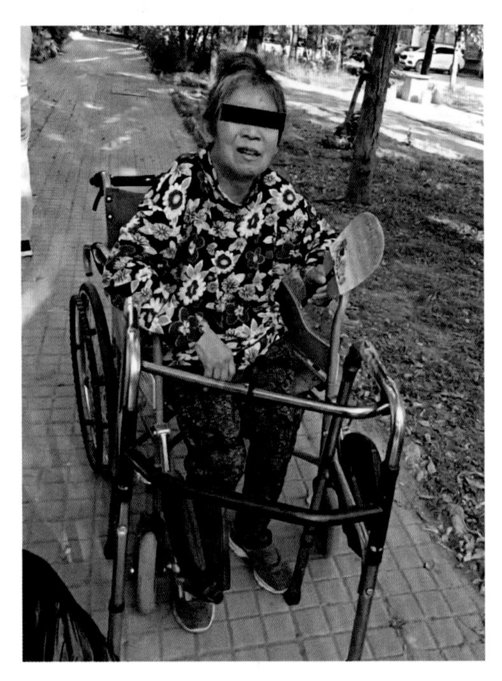

图 3-8-4 去除占位器后的髋关节假关节无疼痛，活动功能良好

心得体会

该患者人工髋关节置换术后感染，取出假体后安装占位器，由于 NRD 技术控制感染效果良好，患者生活无特殊不便，最后放弃了翻修手术治疗。

思　考

在人工关节置换手术失败后，是否可以不考虑立即做二次翻修手术？中间是否还可以有一个“精修”的阶段？如感染的 NRD 治疗、假体松动的重新加固手术等治疗？

本病例后来又因占位器影响，出现活动痛症状，去除占位器后髋关节形成一个假关节结构，结果是无疼痛，活动功能良好，缺点是下肢短缩，这种手术方法也称为古典的贝氏手术。目前在上述结构基础上加上股骨延长术，就解决了短缩问题。这种无痛、活动功能良好、下肢不短缩的手术治疗称为“Ilizarov 髋”，也称为髋关节功能重建手术。应用此方法可以选择不做人工髋关节翻修手术，成为“精修”的方法之一，但如果有感染，应用 NRD 技术控制好感染是前提。

（高二龙　杜朝晖　曲　龙）

第四章

NRD 与 Ilizarov 技术结合治疗难治性骨髓炎及其合并症

第一节 骨搬移技术与“骨搬移哈尔滨现象”生物学原理发现的临床意义

一、Ilizarov 骨搬移技术

治疗骨髓炎骨缺损的骨搬移技术最早见于 1969 年的文献，以发生在胫骨中段的骨缺损为例，具体方法是在胫骨近端做截骨，然后将截断的骨块逐渐向胫骨缺损远端移动，最后缺损间隙逐渐被填埋修复，移动骨块搬移后形成的缺损间隙则按照骨延长方式修复（图 4-1-1）。骨搬移技术的优点是大段骨缺损无须进行复杂的大块骨移植，完全利用自身的组织再生修复骨缺损，20 世纪初被广泛应用，并被称为大段骨缺损治疗的“金标准”。

Ilizarov 医师发明的骨搬移技术的基础是他提出的“张力 - 应力法则”，即最初的“牵拉成骨”（distraction osteogenesis，DO）延伸到“牵拉组织再生”（distraction

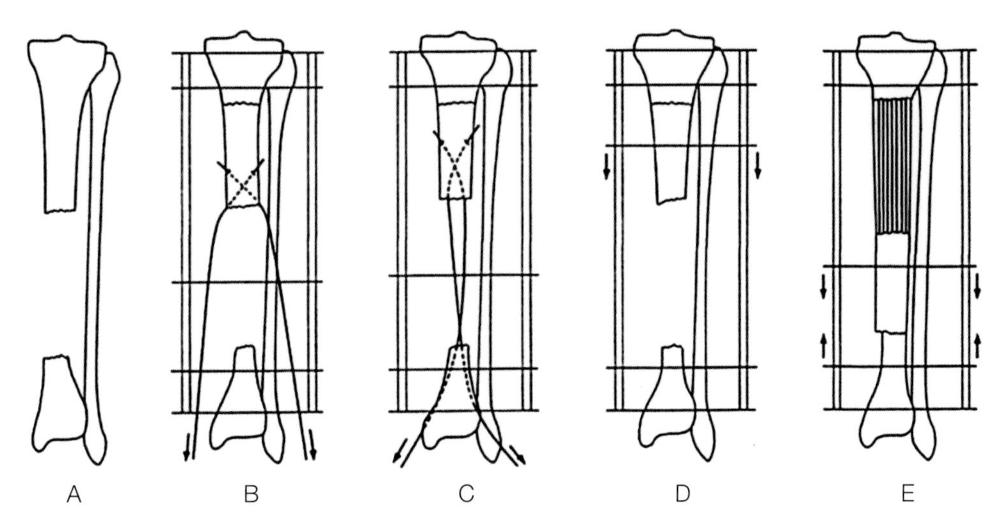

图 4-1-1　骨搬移技术治疗骨缺损示意图

A. 胫骨干骨缺损；B. 外固定器固定并进行截骨，运用对侧钢丝方向骨搬移方法（钢丝不通过骨搬移骨块和骨远端的骨髓腔）；C. 外固定器固定并进行截骨，运用骨髓内钢丝骨搬移方法（钢丝通过搬移骨块和骨远端的骨髓腔）；D、E. 外固定器固定并进行截骨，运用横穿钢针骨搬移方法，搬移骨块与骨缺损远端对接（箭头所示截骨的牵拉移动方向）

histogenesis，DH），即各种组织（包括骨骼、神经、血管、肌肉、皮肤等）在缓慢定量的牵拉作用下，均表现出极强的再生能力，这也为骨髓炎骨缺损的修复，包括皮肤等软组织的修复治疗奠定了基础。

骨搬移技术与显微外科和膜成骨技术不同之处是，后述两种方法属于“移植修复技术”，用皮瓣移植覆盖创面，用骨水泥填埋骨髓炎清创后形成的骨缺损，待炎症控制之后再做骨缺损与软组织缺损等合并症的修复治疗。

骨搬移技术属于“再生修复技术”，完全用患者自身再生的组织修复骨缺损，如感染已被控制的骨缺损可通过截骨，搬移骨块一次性修复。如果是骨髓炎，可彻底清创，切除感染骨，利用骨搬移的骨块消灭骨缺损的“死腔”，伴有丰富再生血管网的骨块填埋骨髓炎死腔，这是非常理想和有效的治疗方法（图 4-1-2）。

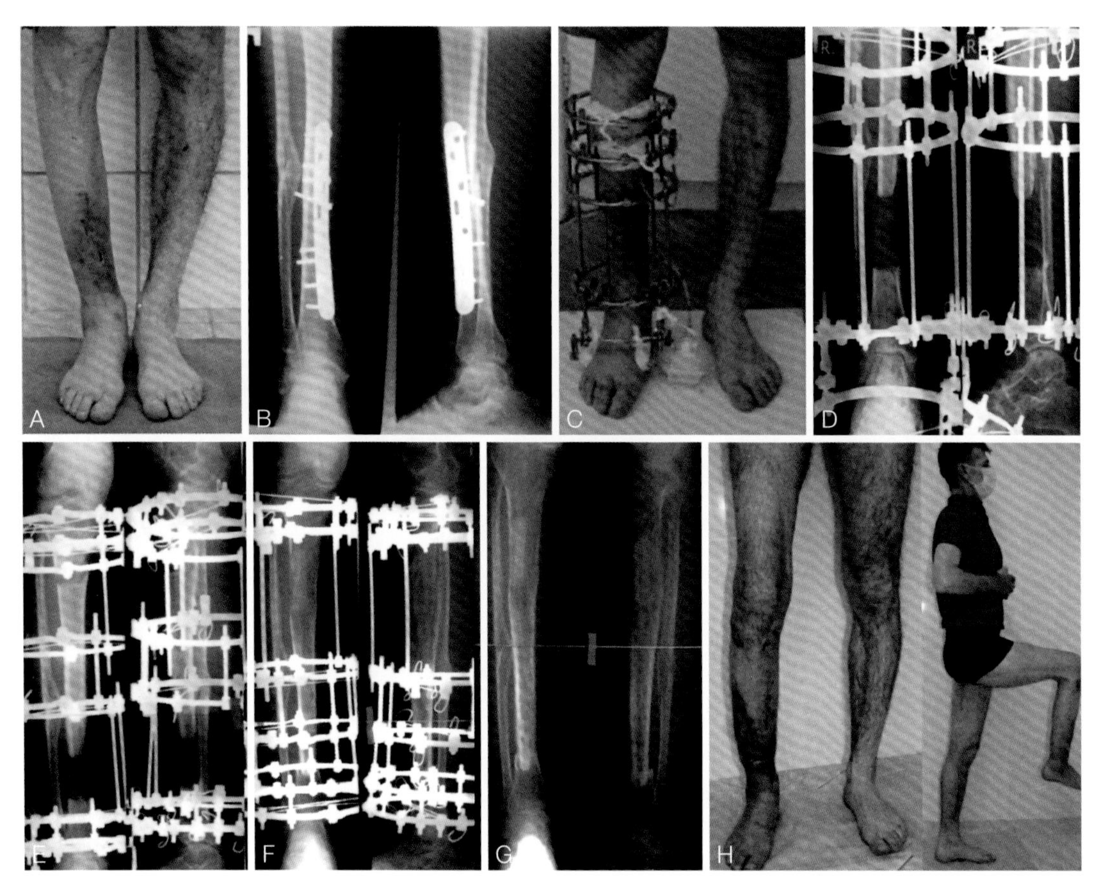

图 4-1-2　骨搬移治疗骨髓炎骨缺损典型病例（俄罗斯库尔干 Ilizarov 医学中心柯柳申教授提供资料）

A. 右小腿骨折内固定术后骨髓炎（窦道）；B. 钢板内固定手术；C. 环形外固定骨搬移术后；D. 术中取出钢板，切除感染骨长约 6 cm；E. 胫骨近端截骨骨搬移；F. 骨缺损间隙被搬移骨块修复；G. 骨搬移骨块与胫骨缺损远端会师愈合；H. 骨髓炎骨缺损治愈

骨搬移技术存在的问题：

（1）如骨髓炎彻底病灶清除后形成大块骨缺损（长度超过 6 cm），由于骨搬移治疗（每天搬移 1 mm）时间较长会发生外固定针松动，出现外固定架变形等问题。

（2）部分病例骨搬移骨块与骨端会师出现骨不连等问题。

（3）部分骨髓炎骨搬移手术治愈后，出现感染复发。

二、骨搬移是消灭骨髓炎“死腔”修复骨缺损的技术

难治性骨髓炎治疗最棘手的问题是如何处理好“彻底病灶清除”后形成的软组织缺损和骨缺损“死腔”。显微外科的皮瓣移植修复可使感染的开放创面变成闭合创面。膜成骨技术充填骨髓炎间隙的骨水泥可使“死腔”暂时消除。如果骨髓炎的“死腔”变成一个无感染状态的缺损，再进一步采取骨移植等修复治疗措施就会变得容易得多。

填埋骨髓炎治疗后形成的骨缺损“死腔”所需要的移植骨来源往往不足，因此，在获得大量骨来源方面 Ilizarov 骨搬移技术就显得尤为重要，骨搬移的骨块伴有丰富的再生血管网支持，这对消灭死腔，对骨髓炎的治疗和预防复发也同时发挥着作用。尽管这种方法被称为“20 世纪骨科里程碑技术”，但在实际应用中也存在着诸多有待解决的问题。

骨搬移治疗骨髓炎骨缺损目前普遍的方法是为了消灭“死腔”：

（1）治疗没有感染的骨缺损，为了防止搬移骨块时移动受到阻碍，需要切除嵌入的瘢痕等组织；

（2）为了促进骨块对接，减少骨不连的发生，还需要进行手术植骨；

（3）如果有骨髓炎的骨缺损，需要扩大切除病变的范围，主张尽早做骨移植；

（4）在移动骨块与骨端对接后，需更换内固定并同时植骨等。

这些操作都增加了治疗的复杂性，延长了治疗的时间。

骨搬移治疗后如果骨髓炎复发，需要再次骨搬移治疗。

“骨搬移哈尔滨现象”的发现源于临床运用 Ilizarov 骨搬移技术治疗骨缺损的过程。骨搬移与骨延长技术不同之处在于，骨搬移不存在解决肢体长度问题，对骨缺损间隙“死腔”的认知和处理手段是治疗成败的关键。在运用这一方法进行临床治疗时，能否不用切除瘢痕组织？不切除硬化骨端？不再反复进行自体骨移植或同种异体骨移植等？让治疗过程更简单？治疗时间更短？骨端会师效果更好？骨髓炎不复发？

以下阐述的“骨搬移哈尔滨现象”就是我们对上述问题进行的临床研究。

三、“骨搬移哈尔滨现象”发现的临床意义

2002 年，曲龙博士对 3 例复杂的大块骨缺损、皮肤缺损病例进行治疗时，采用未切除瘢痕组织、未行骨移植、未行皮肤移植，直接进行骨搬移的方法，3 例均成功治愈。普

遍治疗方法中骨缺损区域需要切除的瘢痕组织在骨搬移过程中神奇地转化消失，并且发生了再生成骨，受到这一现象的启发，曲龙医生进行了进一步瘢痕转化的临床研究。

2004 年，日本东京大学的黑川高秀教授（Prof. Kurokawa Takahide）与曲龙医生将上述发现的临床现象命名为“骨搬移哈尔滨现象”：任何组织在慢性有节律的张应力（牵拉）和压应力（压缩）的同时作用下，缺损间隙内不需要的瘢痕等组织会转化再生成所需要的组织，而且这些组织会按照特定部位的形态及功能需求转化再生修复（取名“骨搬移哈尔滨现象”的原因是 3 例典型病例都是在曲龙医生的家乡哈尔滨完成的）。这一“组织转化再生原理（transformation histogenesis，TH）”（图 4-1-3）也被称为“Ilizarov 第二生物学原理”，与 Ilizarov 第一生物学原理（牵拉组织再生原理）互为补充，共同成为骨搬移治疗的基础，指导骨缺损的治疗（表 4-1-1）。

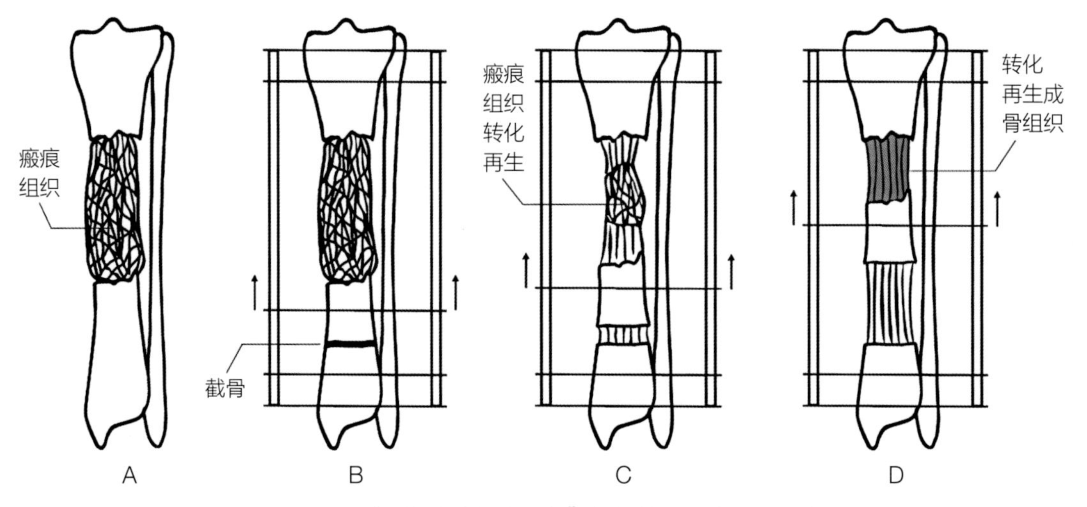

图 4-1-3 “骨搬移哈尔滨现象”组织转化再生原理示意图

A. 胫骨干部骨缺损，缺损部位被瘢痕组织填充；B. 外固定器固定并进行胫骨远端截骨，运用外固定器固定截骨骨块并沿箭头方向进行骨搬移；C. 搬移骨块在向胫骨近端移动过程中，产生瘢痕组织转化再生现象；D. 搬移骨块移动过程中（尚未与胫骨近端对接），瘢痕组织逐步转化再生成骨组织，骨搬移修复过程结束

表 4-1-1 Ilizarov 第一生物学原理（骨延长）与 Ilizarov 第二生物学原理（骨搬移）

	骨延长	骨搬移
原理名称	Ilizarov 第一生物学原理 张力 - 应力法则——牵张组织再生原理	Ilizarov 第二生物学原理 骨搬移哈尔滨现象——组织转化再生原理
英文名称	distraction histogenesis（DH）	transformation histogenesis（TH）
命名人	G. A. Ilizarov	Kurokawa Takahide，曲龙
原理内容	在 Ilizarov 张力牵拉效应作用下，骨骼和软组织，包括皮肤、肌肉、神经和血管，在应力状态下以可预见的方式再生修复	在有节律的张应力（牵拉）和压应力（压缩）的同时作用下，缺损间隙内的病理组织（瘢痕等）会按照局部的形态及功能需求转化再生成所需要组织

我们在应用骨搬移技术治疗大段骨缺损的临床实践中发现：

（1）嵌入在骨缺损内的瘢痕组织不必切除，可转化再生成骨组织（如同大块骨移植）；

（2）缺损对接骨端的硬化骨也不必切除，可转化再生为正常骨进行愈合（可应用“骨搬移手风琴技术”有节律的牵拉和压缩往复进行）；

（3）缺损区域内瘢痕组织也可转化再生成缺损的皮肤等；

（4）上述这些转化再生都是按照肢体局部的形态与功能需求有规律地再生修复。

以上这些发现都是临床上更简单、有效地治疗难治性骨髓炎所需要的条件。

（陈蔚蔚　曲　龙）

第二节
与难治性骨髓炎治疗相关的 Ilizarov 组织转化再生原理概述

一、与难治性骨髓炎治疗相关的转化再生修复原理的基础研究

2002 年，在最初发现“骨搬移哈尔滨现象”的 3 例典型病例中，2 例可以观察到骨搬移过程中搬移骨块还未与缺损远端合拢时，位于缺损区域内的瘢痕组织已分别转化再生形成 9 cm 和 3 cm 的新生骨组织，骨缺损区域的大面积皮肤及软组织缺损也同时得到治愈（图 4-2-1、图 4-2-2）。

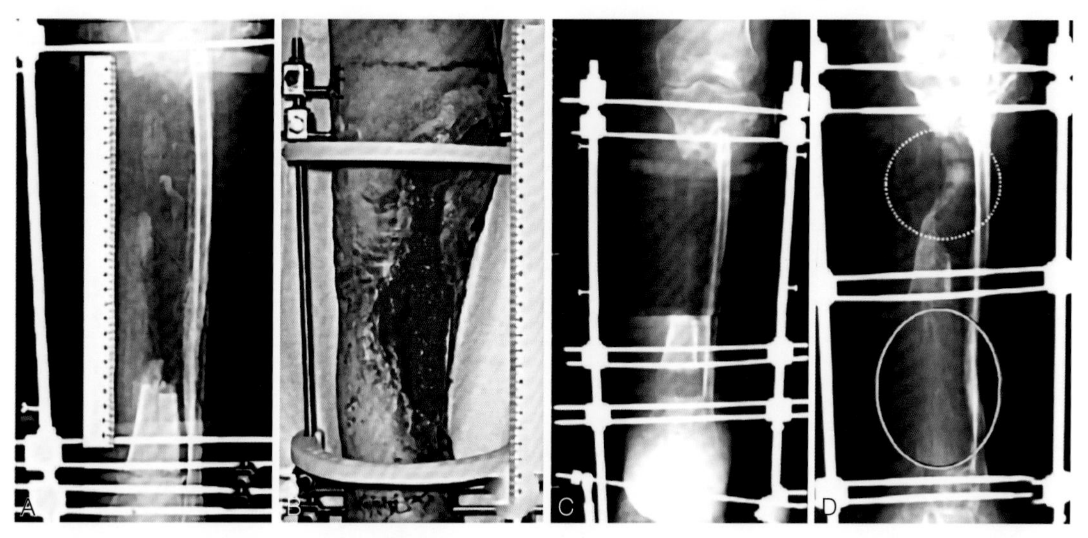

图 4-2-1　患者女，18 岁，左胫骨骨髓炎，胫骨缺损 20 cm（曾做过内固定、病灶清除、植皮等 5 次手术均未能治愈）

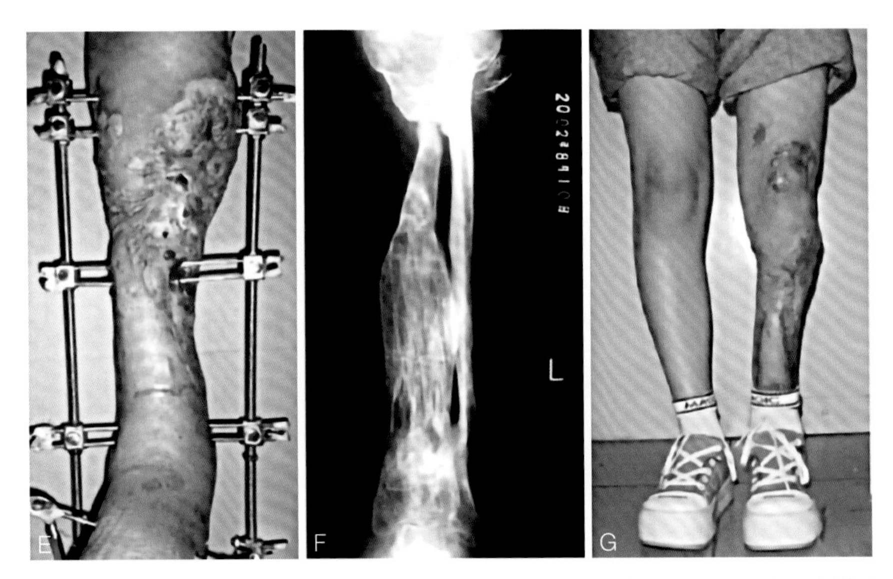

图 4-2-1（续） 患者女，18 岁，左胫骨骨髓炎，胫骨缺损 20 cm（曾做过内固定、病灶清除、植皮等 5 次手术均未能治愈）

A. X 线片示左胫骨缺损 20 cm；B. 大体像示左小腿大面积软组织皮肤缺损，未切除缺损内瘢痕组织；C. X 线片示左胫骨远端截骨并向近端进行骨搬移；D. 骨搬移过程中 X 线片，搬移骨块上方骨缺损内，瘢痕转化成骨 9 cm，提前终止骨搬移（虚线圈：转化再生骨组织），延长部新生骨 11 cm（实线圈：牵拉再生骨组织）；E. 骨搬移结束时大体像示瘢痕组织转化再生成皮肤组织；F. 术后 X 线片示左胫骨 20 cm 骨缺损完全再生骨愈合；G. 术后大体像示骨缺损、皮肤缺损均得到修复

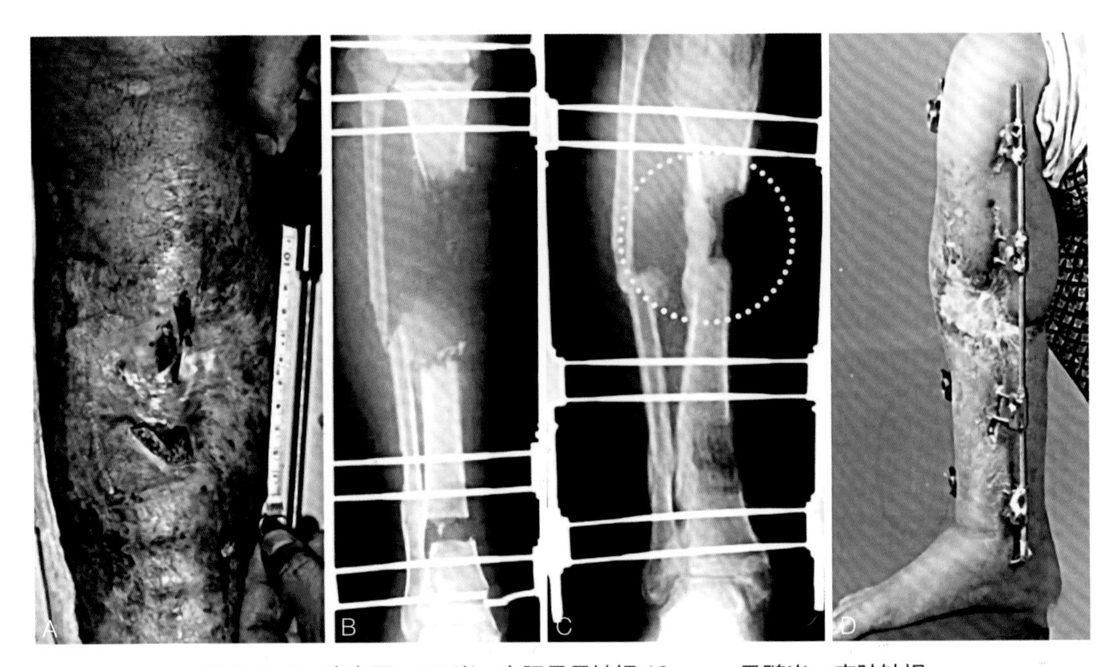

图 4-2-2 患者男，46 岁，右胫骨骨缺损 10 cm，骨髓炎，皮肤缺损

A. 术前大体像示右小腿皮肤缺损；B. X 线片示胫骨缺损 10 cm，胫骨骨缺损部位近端、远端分别进行截骨并向中部进行骨搬移；C. 术中 X 线片示骨搬移过程中骨缺损内瘢痕转化成骨 3 cm，提前终止骨搬移（虚线圈：转化再生骨组织）；D. 骨搬移结束时大体像示骨缺损、皮肤缺损均修复治愈

1. Ilizarov 在最初介绍牵拉组织再生原理时提出：“组织间相互粘连、紧密贴合是初始阶段牵拉组织再生发生的重要基础条件之一，也是力在组织间传导的基础。”同时他也指出“可以通过瘢痕组织来介导张力效应，以刺激新的成骨作用”。实际上，在骨搬移截骨后（牵拉延长部位）10 天待机期，截骨间隙内形成的“瘢痕”（这也相当于骨折后“假关节”内的瘢痕组织）是否就是牵拉再生的基础?

2. 碎骨技术的发明人 Matsushita 把这些“瘢痕组织”取出观察，发现组织内充满了骨形态发生蛋白（bone morphogenetic protein，BMP）、成纤维细胞生长因子（fibroblast growth factor，FGF）、间充质干细胞（mesenchymal stem cells，MSC）等各种促进骨折愈合的因子（见图 4-2-7）。

3. “瘢痕”软组织如果给以适当的应力刺激，就会发生转化再生；如果固定不动，就形成治疗困难的骨不连。Trueta 发现骨折愈合过程中骨骼与周围软组织之间存在着丰富的联系，两者微血管网密切连通，血液供应与骨折愈合速率也紧密相连，而骨膜与邻近软组织的脱离是干扰周围血供的决定性因素，切断或隔离骨膜与周围软组织，将阻碍骨折愈合过程。因此，利用好牵拉应力与压缩应力相结合的骨搬移技术，瘢痕组织可以充分发挥组织自身的转化再生能力。

4. 对于大段骨缺损可以直接进行骨搬移而无须植骨的提议，也已有动物实验证明其可行性。1989 年，Carafí 和 Fernández 使用大动物（5 只狗和 10 只羊）模拟骨搬移修复骨缺损的动物实验，其目的是为了确认 Ilizarov 骨搬移技术在不植骨条件下对骨缺损的修复作用。将动物分成三组（第一组 2 只，第二组 5 只，第三组 8 只），均在骨干部造成 4～5 cm 骨缺损，三组动物分别在骨搬移 20 天后、搬移骨端对接后和搬移结束 4 个月后结束生命，并观察延长部位、压缩部位（缺损间隙）和移动骨块的组织学变化、X 线片和临床所见。实验结果显示，延长部位和移动骨块无任何坏死问题，缺损间隙在骨搬移过程中被新生骨填充。

5. 同时，在骨搬移过程中观察到骨钉逐渐压迫推进可以很容易切开皮肤，切开后的皮肤在牵拉应力的作用下，又很快愈合修复，认为软组织非常适应这种压力和拉力的作用，可能是与软组织所具有的弹性有关。压缩应力作用发生组织萎缩，牵拉应力作用软组织发生组织再生修复，他们利用这一现象来推测嵌入缺损间隙瘢痕组织的变化，说明搬移骨块不会受到阻碍。他们还观察到在完成骨搬移手术的 13 只动物的 X 线片中，8 只发生骨不连，其中 7 只呈现骨硬化型骨不连影像。结论认为，骨搬移能够解决大段骨缺损的问题而不需要进行骨移植，对最后可能残留的骨不连，即便再进行植骨，也比大块骨移植简单得多。

6. Hamanishi 等针对骨搬移对接骨端硬化骨和迟延愈合的问题的实验观察到，压应力可诱导促进未成熟的骨痂和未分化的间叶细胞向成骨细胞转化，从而证明，在不植骨条件下运用骨搬移治疗骨缺损可以达到修复作用（这也是“骨搬移手风琴技术”的基础）。

上面内容阐述了为什么牵拉骨软组织缺损也可以再生修复的基础研究。由于动物实验的局限性，虽然能够模拟骨缺损及正常组织的变化，但是很难模拟出大段骨缺损和嵌入的复杂瘢痕组织，以及同时伴有的软组织缺损和皮肤缺损。因此，对于临床常遇到的感染性骨缺损及软组织缺损还需更进一步的研究。

二、不切除瘢痕、硬化骨治疗骨髓炎骨不连与骨缺损

骨搬移转化再生技术主要是针对骨髓炎治愈后无感染的骨缺损，骨块与骨端瘢痕和硬化骨的处理方法。

2004 年，自“骨搬移哈尔滨现象”组织转化再生原理提出以后，曲龙医生对于骨缺损伴有软组织皮肤缺损的患者均采取不切除瘢痕组织、不切除硬化骨端、不植骨、不植皮，充分利用组织转化再生原理指导治疗。如果遇到硬化骨造成的骨不连，采用“骨搬移手风琴技术（往复进行有节律的缓慢牵拉 - 压缩过程）（accordion method）”和“碎骨技术（纵向凿碎硬化骨两端，改善血运）（chipping method，or free bone graft）”处置（图 4–2–3、图 4–2–4）。

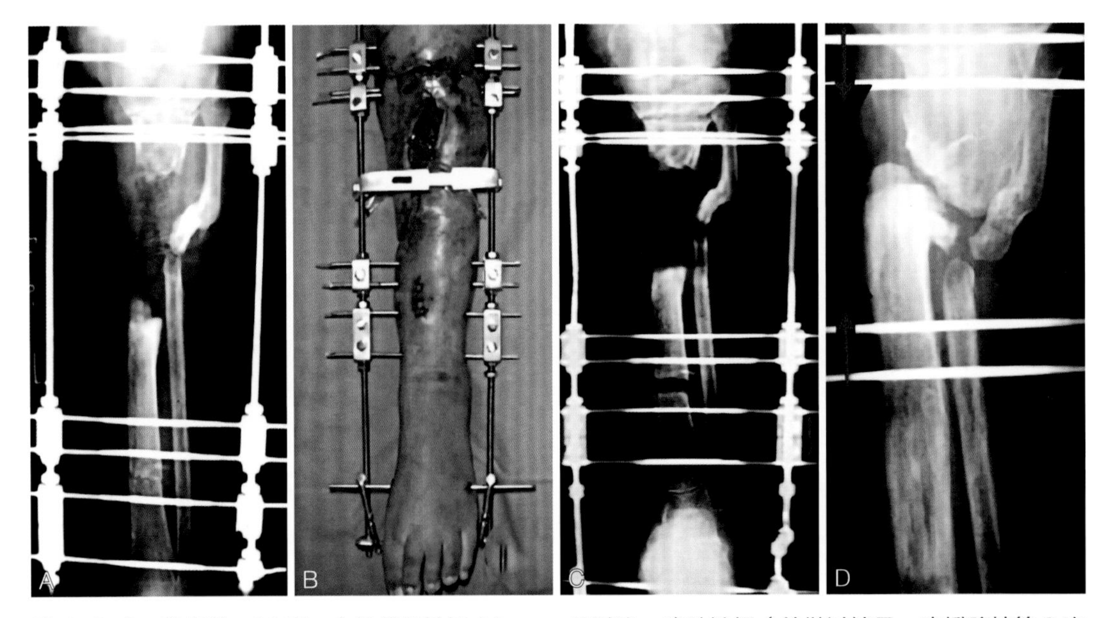

图 4–2–3　患者男，26 岁，左胫骨骨缺损 14 cm，骨髓炎，皮肤缺损（曾做过植骨、皮瓣移植等 9 次手术均未能治愈）（下页续）

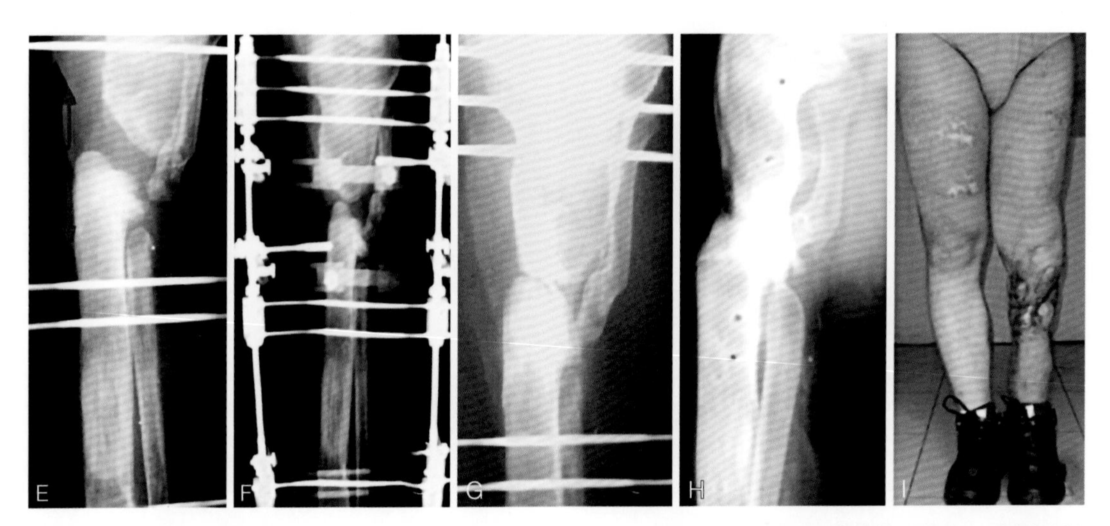

图 4-2-3（续） 患者男，26 岁，左胫骨骨缺损 14 cm，骨髓炎，皮肤缺损（曾做过植骨、皮瓣移植等 9 次手术均未能治愈）

A. 术中 X 线片示左胫骨缺损 14 cm；B. 术中大体像示左小腿皮肤缺损；C. 术中 X 线片示左胫骨缺损部位近端 / 远端分别进行截骨并向中部进行骨搬移；D. X 线片示骨端合拢后形成假关节，骨端硬化（箭头示手风琴技术中骨搬移压缩方向）；E. 应用手风琴技术，假关节牵开 2 cm 后出现骨再生迹象（箭头示手风琴技术中骨搬移牵拉方向）；F. X 线片示纠正小腿力线后，手风琴技术压缩假关节骨端；G. X 线片示假关节逐渐骨愈合（未植骨）；H. 术后 X 线片示假关节骨愈合；I. 骨缺损、皮肤缺损修复治愈

三、不切除“感染骨”“坏死骨”治疗骨髓炎骨缺损和软组织缺损

伴有骨髓炎的骨缺损，也可以不扩大彻底病灶清除切除“感染骨”与“坏死骨”，直接进行骨搬移手术治疗。这种手术也称为“开放式骨搬移手术”，手术完全在感染创面上进行操作，这个过程必须要应用“牛鼻子引流（NRD）技术”控制感染，才能使骨搬移获得“感染骨”的转化再生修复成功。骨搬移治疗复杂的大段骨缺损过程中，针对骨不连等问题，有时需要结合骨搬移手风琴技术、碎骨技术、NRD 技术处置，可以使治疗过程简化，缩短治愈时间（图 4-2-4）。

四、骨搬移治疗的其他辅助方法简介

应用骨搬移治疗难治性骨髓炎最常遇到的问题是骨缺损修复后对接骨端骨硬化、骨不连以及骨髓炎久治不愈、骨搬移术后骨髓炎复发等问题。

以下介绍的骨搬移治疗的辅助方法，可以在原来骨搬移治疗的基础上进行操作，简单地解决问题。

1. 骨搬移手风琴技术（accordion method） 见图 4-2-3。

2. 碎骨技术（chipping method） 主要针对骨搬移术中发生骨不连或骨搬移骨块与对接骨端“硬化”的处理（图 4-2-5）。

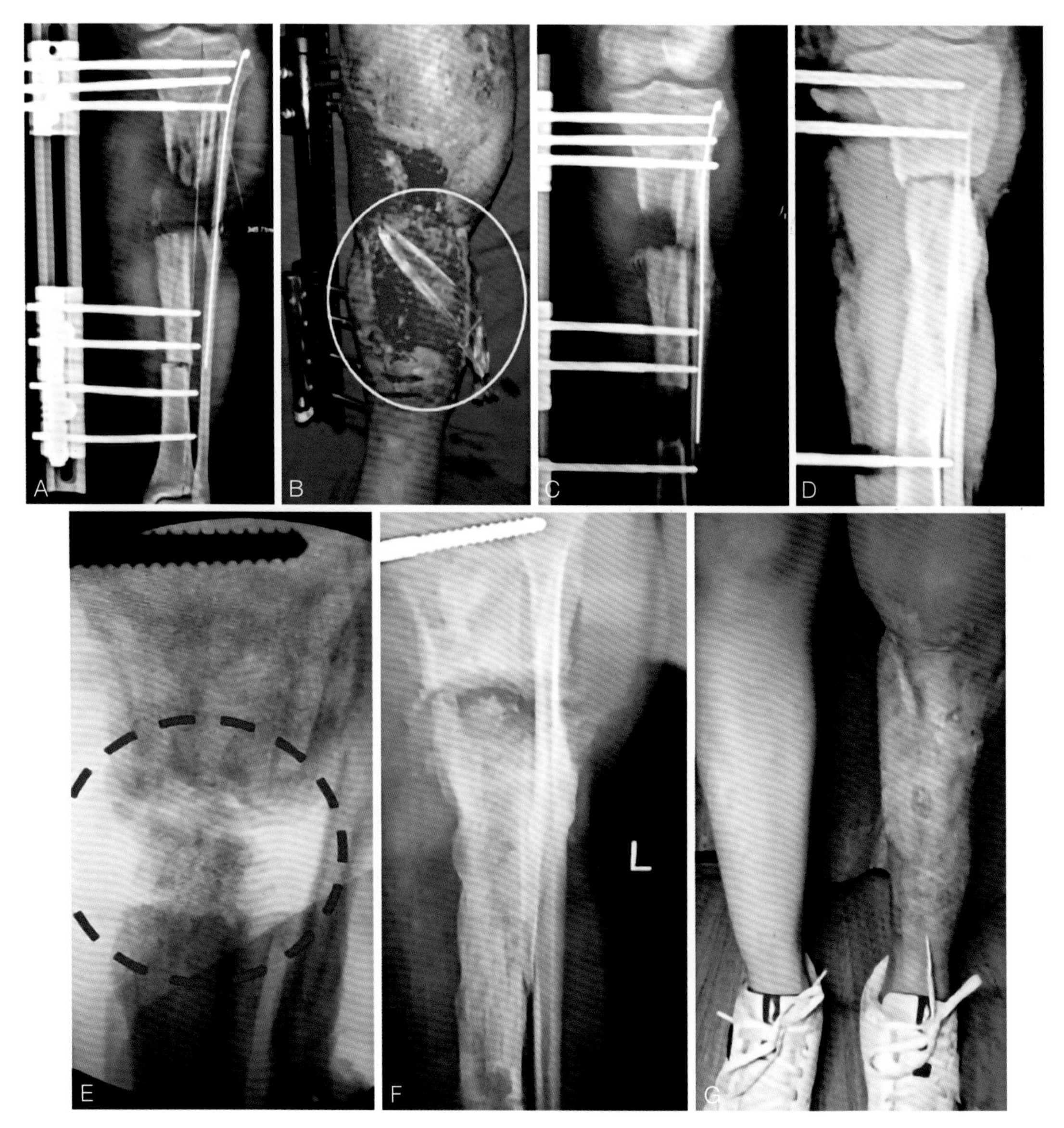

图 4-2-4　患者女，21 岁，左胫骨缺损 10 cm，骨髓炎，皮肤软组织大面积缺损（曾做过 VSD、植皮等 5 次手术均未能治愈）

A. 术中 X 线片示左胫骨缺损 10 cm；B. 术中大体像示大面积软组织、皮肤缺损、感染，放置 NRD（实线圈为 NRD）；C. 术中 X 线片示胫骨远端截骨并进行骨搬移（未进行病灶清除）；D. X 线片示缺损骨端合拢后形成骨不连；E. X 线片示在骨不连位置应用碎骨技术进行治疗（虚线圈示碎骨技术）；F. X 线片示未做植骨骨不连愈合；G. 大体像示骨缺损、皮肤缺损修复治愈

3. 骨不连再生唤醒技术（regeneration and activation technique）　主要针对骨搬移术中发生骨不连或骨搬移骨块与对接骨端“硬化”的处理（图 4-2-6）。

4. NRD（nose ring drain）技术　主要针对复杂的骨髓炎治疗和骨搬移术后骨髓炎复发病例的治疗。

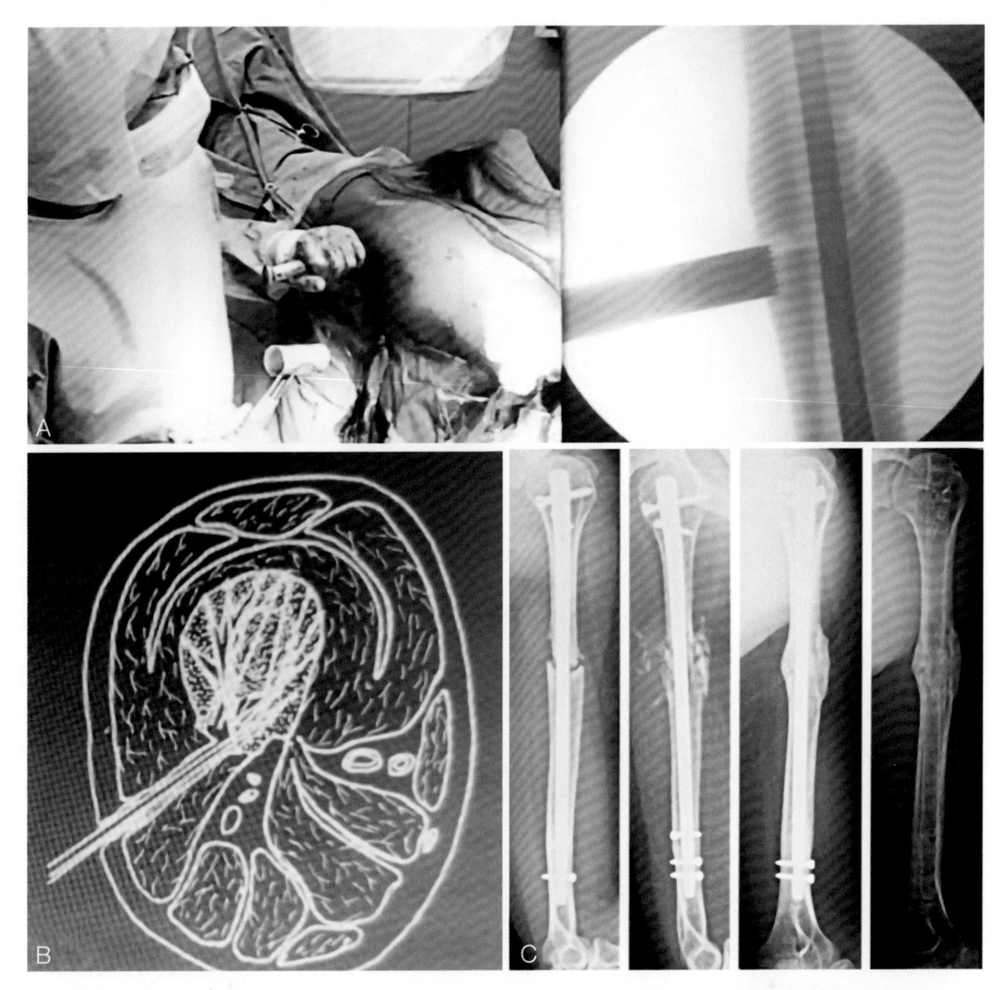

图 4-2-5　碎骨技术（chipping technique）（日本帝京大学松下隆教授提供资料）

A. 不需要手术大切口，使用骨凿进入到骨不连骨硬化部位；B. 将骨不连骨端周围纵向凿碎，硬化骨端呈植骨状；C. 肱骨骨不连病例，碎骨法后 6 个月治愈

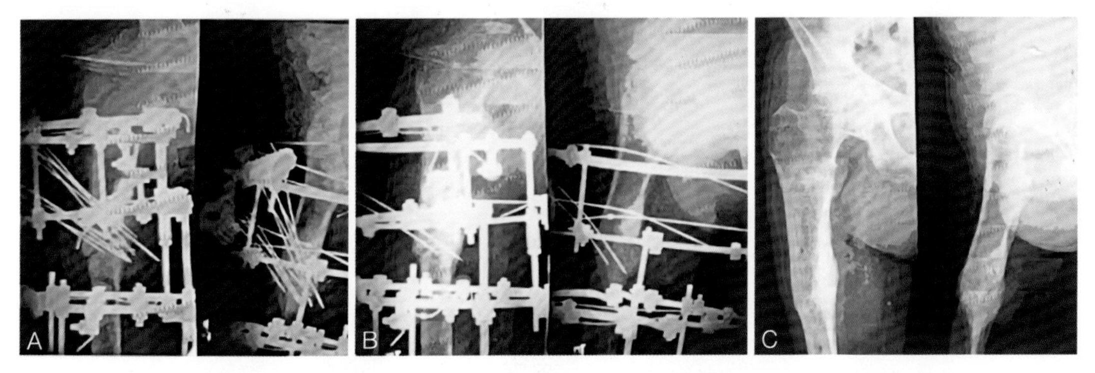

图 4-2-6　骨不连再生唤醒术（俄罗斯库尔干 Ilizarov 医学中心安纳多利教授提供资料）

A. 从安全部位将 1.8 mm 骨针穿入骨不连部位（最多可用 10 根骨针）；B. 术后第二天开始拔针，每天拔 1 根针；C. 骨不连再生唤醒术治愈的病例

五、难治性骨髓炎治疗展望

Ilizarov 第一生物学原理（牵拉组织再生原理）和 Ilizarov 第二生物学原理（骨搬移哈尔滨现象）之间联系紧密，相辅相成，互为补充。Ilizarov 第一生物学原理是对力产生的“正常组织再生（无中生有）”的诠释，而 Ilizarov 第二生物学原理中组织转化再生是对力产生的“非正常组织转化再生（有无相生）”的诠释，两者共同成为骨搬移技术临床治疗的基础。

Ilizarov 牵张组织再生原理已被广泛接受及应用，而组织转化再生原理并未广泛知晓，且相关基础研究很少，因此造成普遍认为嵌入在骨缺损内的瘢痕组织要提前切除，骨端有硬化愈合不良时也需要进行切除植骨，否则会造成骨端对接愈合障碍。组织转化再生原理是对瘢痕等“病变”组织的重新认识，为今后的临床治疗提供了新的思路，比如在这一转化过程中除了瘢痕转化成骨，还有瘢痕转化再形成皮肤等正常软组织的作用。还有，NRD 技术可完成持续不断的引流作用，而且不发生堵塞，如应用 NRD 治疗控制炎症后，尤其是不断清除肉眼看不到的骨与软组织内的“脓腔”后，“感染骨”与“坏死骨”也可以不彻底切除转化再生成正常骨组织。

我们相信，有骨搬移技术，有“骨搬移哈尔滨现象”转化再生修复理论基础，有 NRD 技术，有其他“骨搬移手风琴技术”等辅助治疗方法，难治性骨髓炎的治疗就可以不做“彻底病灶清除”等治疗，“变废为宝，再生利用”（图 4-2-7），清创不扩创，更简约、更短时间地完成难治性骨髓炎的治疗。

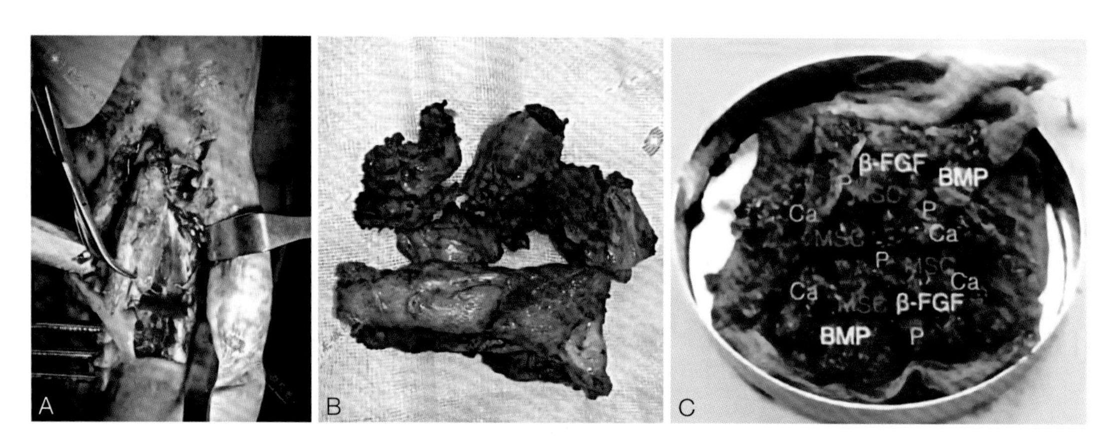

图 4-2-7　瘢痕组织、“感染骨”等不需要彻底切除，可发生转化再生。“变废为宝，再生利用”

A. 准备切除的“感染骨”等病变组织；B. 被切除的骨髓炎“病变组织”；C. 经病理学分析，“病变组织”内含有大量促进组织再生因子，蓄势待发（BMP，骨形态发生蛋白；FGF，成纤维细胞生长因子；MSC，骨髓间质干细胞）

（陈蔚蔚　曲　龙）

第三节
NRD 与 Ilizarov 骨搬移技术结合是治疗难治性骨髓炎的杀手锏

Ilizarov 骨搬移技术是消灭填埋骨髓炎“死腔”的方法。应用 NRD 技术控制感染后组织发生的转化再生结果是治疗难治性骨髓炎最重要的基础和手段，其中①消灭死腔、②引流通畅、③创口“呼吸”（提高氧饱和度）是治疗成功的核心。

一、持续清除肉眼看不到的“微脓腔”预防骨髓炎复发

Ilizarov 医师坚信：再生的新骨形成可消灭“死腔”，他的名言：“感染在再生之火中燃烧……”这一概念对于感染的治疗十分重要，新生骨再生过程中可以增加病灶局部的血供，从而增强局部对感染的抵抗力，有助于全身免疫因子释放以消除感染，这一过程可不使用抗生素。

骨搬移技术是目前公认的最有效的治疗方法，但确实还有一部分更复杂的骨髓炎病例迁延不愈或感染复发。Ilizarov 医师在他的名著 *Transosseous Osteosynthesis*（中文翻译版书名《Ilizarov 骨外固定术》）一书中，第 10 章“骨髓炎的治疗及微脓腔的清除”大标题下有一段话：“顽固性骨髓炎治疗失败的一个重要原因，是因为在主感染灶的周围骨组织中存在大量 X 线片无法显示的微感染灶，且在扩大清创后仍然存在。骨组织中的这些微小脓腔对微生物来说，如同充满培养基的培养皿……”。Ilizarov 医师提出的上述问题告诫我们，一次性或反复的病灶清除手术经常是无效的。应用 NRD 技术治疗，可以有效地消灭残余慢性感染的“微脓腔”。NRD 起到一种持续不断清创的作用，为骨组织的转化再生修复创造了有利的条件！

二、骨再生需要“呼吸”，骨髓炎创口需要“呼吸”

Ilizarov 医师治疗慢性骨髓炎还有一个鲜为人知的“秘籍”，就是“骨再生需要呼吸”“骨髓炎创口也需要呼吸”！这个“呼吸”就是要持续保持创口内氧分压充分和做好创口深部引流，这两点与 NRD 技术可谓殊途同归。

经典的 Ilizarov 外固定技术均使用贯通骨和软组织的 1.8 mm 钢针固定（Ilizarov 医师不使用单边外固定器和半针外固定），这种弹性的 1.8 mm 针有三个非常重要的作用：①它的弹性作用可一直完成应力刺激“牵拉组织再生”的作用。②由于钢针贯通肢体组织内外，可保持体内组织的有氧呼吸（提升氧分压）。③贯通肢体组织内外的钢针还有通过针孔的引流作用。

我们的经验是：创口内持续保持有氧充分状态与引流通畅同样重要！如以下介绍的典型病例 1，感染的创口缺损面积大但表浅，不缺氧而且引流充分，因此没有必要应用 NRD 技术，我们直接采用骨搬移治疗，在较短时间内修复了骨缺损和大面积软组织缺损，治愈了骨髓炎。

典型病例 2 中，感染创口深在而且复杂，我们安放了两组 NRD 保持“呼吸”和引流通畅，未做病灶清除，“感染骨”切除，直接应用“开放式骨搬移手术”治愈了骨缺损、大面积软组织缺损和骨髓炎，最终未切除的“感染骨”“坏死骨”也获得了复活。

骨髓炎创口是否应用 NRD 技术要根据具体情况分析判断，如引流通畅的感染表浅创口，可简单处置，开放换药引流即可，但复杂深在的创口需要安放好 NRD！就如同抢救患者时有些患者临时吸氧处置即可，但危及生命的抢救时，必须要气管插管。

下面介绍的典型病例 1 和典型病例 2 就是在①消灭死腔、②引流通畅、③创口“呼吸”（提高血氧饱和度）思想原则指导下，未做病灶清除手术（未切除“感染骨”“坏死骨”，未做皮瓣移植手术），直接实施开放式骨搬移手术，结果是大块骨缺损、大面积软组织缺损获得转化再生修复治愈（图 4-3-1、图 4-3-2）。

三、典型病例

典型病例 1

未扩大病灶清除，骨髓炎骨缺损、软组织缺损治愈病例

病例资料

患者男，32 岁，左小腿开放粉碎性骨折，内固定术后骨髓炎。2 次负压封闭引流（VSD），2 次植皮手术失效。单边外固定术，病灶清除术后大面积软组织缺损、坏死，胫骨骨缺损 13 cm（图 4-3-1）。

治疗策略

患者经历了 6 次骨科手术治疗失败，并留下了骨髓炎、大块骨缺损、大面积软组织缺损合并症。

如果要保肢（经治医院已建议做截肢治疗），只有选择 Ilizarov 骨搬移技术治疗。根据我们的经验，可不再做彻底清创手术，直接进行开放式骨搬移手术治疗。患者的有利条件是：创口开放引流充分，没有潜在的脓腔残留，且创口可充分“呼吸”（血氧饱和度高）。

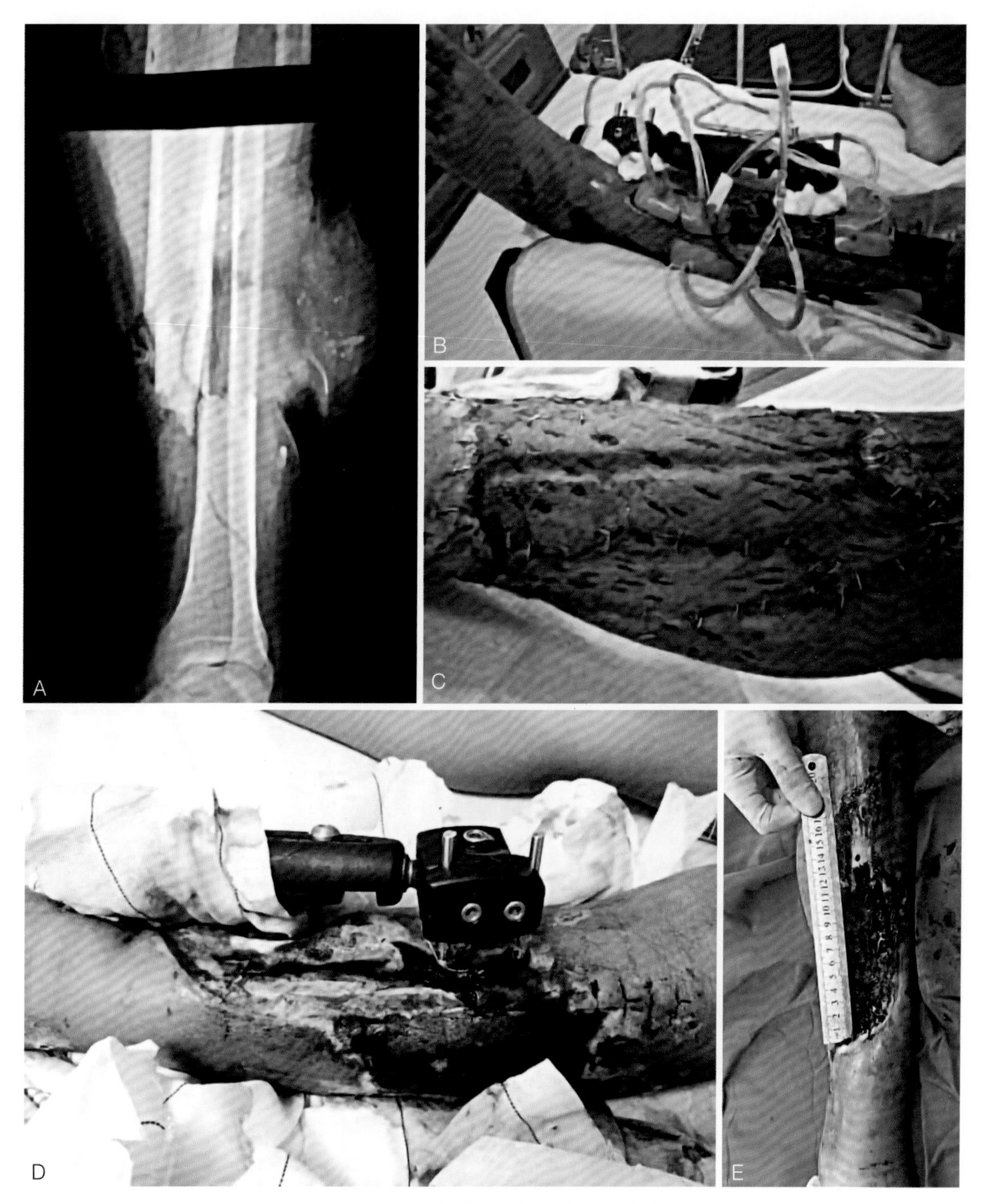

图 4-3-1 左小腿骨折多次手术失败

A. 左小腿开放粉碎性骨折；B、C. 负压封闭引流（VSD），2 次植皮手术失效；D. 大面积软组织缺损、坏死；E. 胫骨骨缺损 13 cm

操作方法

直接在感染创面上行开放式胫骨上端截骨骨搬移手术，安装 Ilizarov 外固定架，术后第 10 天开始骨搬移，骨搬移过程中缺损间隙瘢痕内出现骨化影像（“骨搬移哈尔滨现象”）。

创口面积虽然大，但引流充分，定期换药即可，没安放 NRD。

缺损的软组织在骨搬移开始后颜色即由晦暗变红润，观察这一现象非常重要！说明血供改善，血管等组织开始再生修复，感染创面逐渐被新生肉芽组织覆盖（图 4-3-2）。

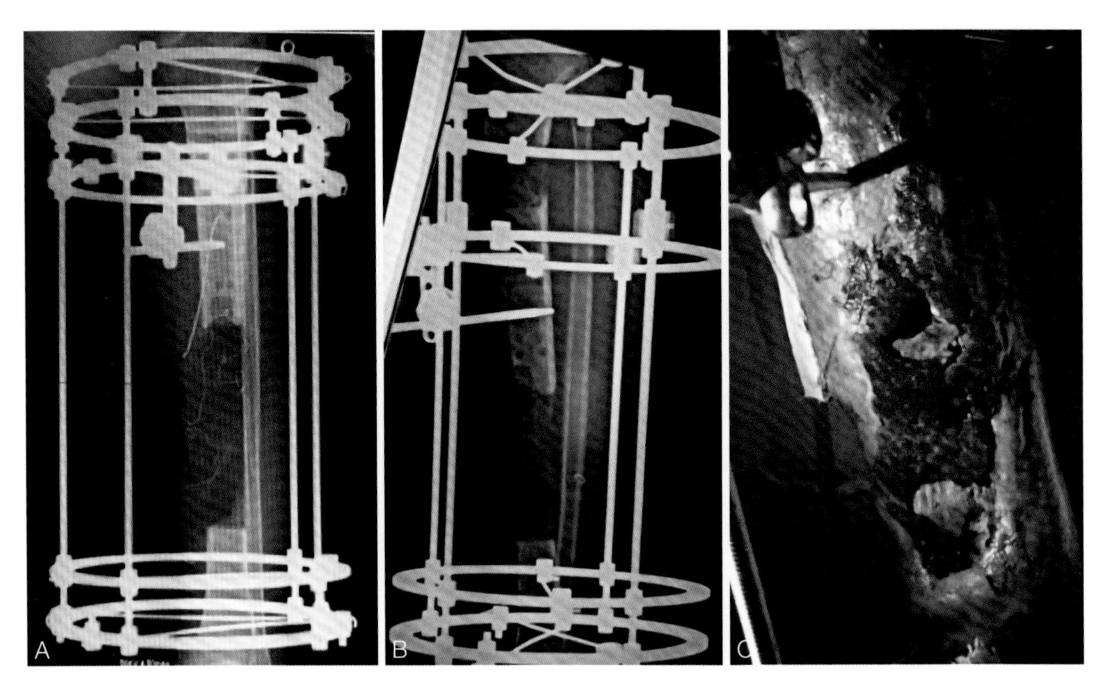

图 4-3-2　骨搬移治疗骨与软组织缺损的修复过程

A. 开放式胫骨上端截骨骨搬移术后 X 线片；B. 骨搬移过程中缺损间隙瘢痕内出现骨化影像；C. 缺损的软组织在骨搬移过程中逐渐被新生肉芽组织覆盖

预　后

术后 6 个月骨缺损间隙瘢痕内出现了 4 cm 骨痂影像，提前终止了骨搬移治疗。

大面积软组织缺损创面也被新生的皮肤组织覆盖。

术后 8 个月，13 cm 骨缺损再生骨矿化良好。大面积软组织缺损也完全修复，治疗结束（图 4-3-3）。

心得体会

这么复杂的骨髓炎骨缺损在较短的 8 个月内治愈，可见 Ilizarov 骨搬移技术的有效性。

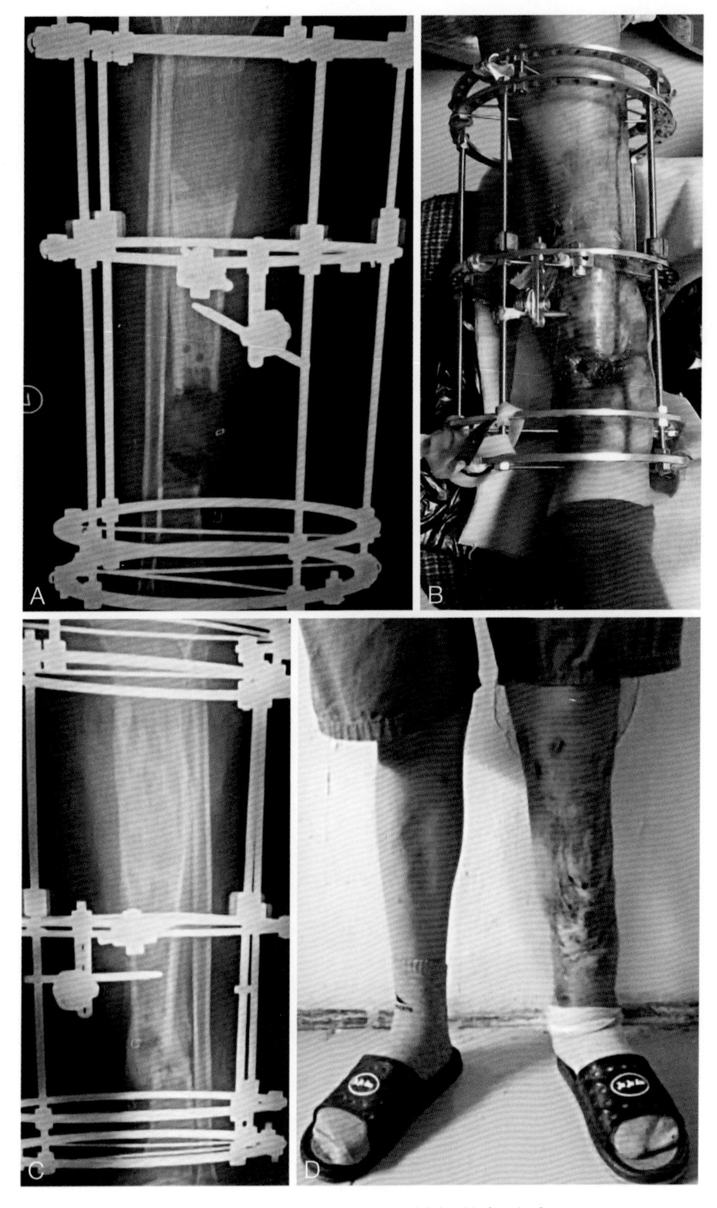

图 4-3-3　骨与软组织缺损修复治愈

A. 骨组织转化再生 X 线影像（骨缺损间隙内瘢痕转化再生成骨组织）；B. 皮肤等软组织再生修复外观像；C. 骨组织恢复 X 线片；D. 骨与皮肤等软组织缺损修复治愈

特别是在感染瘢痕组织内出现大量骨痂，也说明了慢性牵拉原理下强大的组织转化再生能力！

本病例我们直接实施开放式骨搬移手术治疗的信心来自：创口要保持持续性的引流通畅和创口内有充分“呼吸”的条件这些经验。（病例由王志刚、张锴提供）

典型病例 2

未切除外露的“感染骨”，骨髓炎骨缺损和大面积软组织缺损治愈病例。

病例资料

患者男性，43 岁，右胫骨骨折内、外固定术后，右胫骨骨髓炎半年，骨缺损 5 cm，“坏死骨”外露 15 cm，胫骨短缩 3 cm，右小腿大面积软组织与皮肤缺损，足下垂。2 次清创手术+2 次 VSD 手术失效（图 4-3-4）。

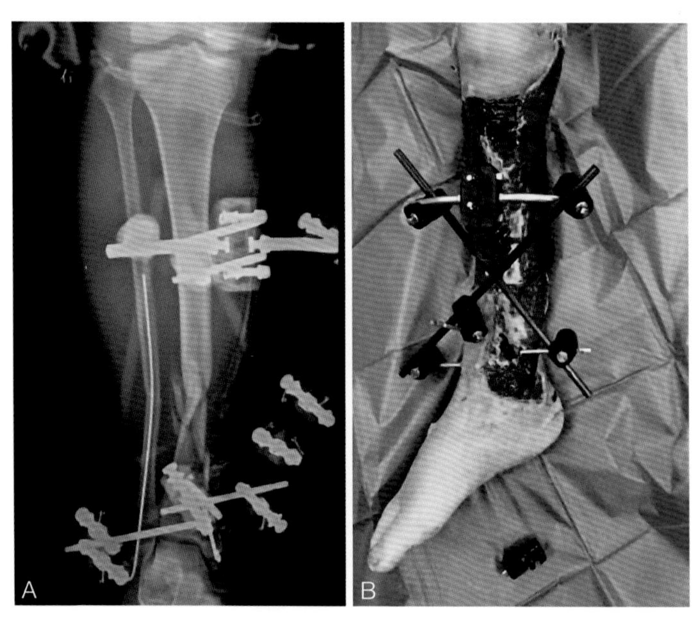

图 4-3-4　右胫骨骨髓炎伴有多种合并症

A. X 线片；B. 右小腿大面积软组织与皮肤缺损

治疗策略

该患者既往半年内 6 次骨科手术失败，主要原因是骨与软组织感染范围广，创口内炎症深在复杂，没有得到有效控制。

小腿软组织感染缺损面积大，已无法实施植皮修复手术。

胫骨外露“坏死骨”15 cm，如果按照“彻底病灶清除”的原则切除，再加上原有的骨缺损 5 cm，骨缺损可达 20 cm，如此大段骨缺损，即便采用骨搬移技术治疗也相当艰难，且时间漫长。

我们决定采用单边外固定+NRD+骨搬移技术治疗（开放式骨搬移手术）。

操作方法

1. 骨缺损、软组织缺损、下肢短缩对策：我们组装的单边双轨外固定架，可进行骨搬移和骨延长治疗，同时也可以牵拉促进软组织缺损的修复。

2. 骨髓炎对策：安置 2 组 NRD，从小腿前方与小腿后方贯通，上方一组 NRD 位于胫骨截骨部位，下方一组 NRD 位于踝关节上方。

3. 胫骨上端截骨部位也在开放的感染创口内。

4. 不切除外露 15 cm “坏死骨”，将外固定骨钉直接固定在外露骨上。

5. 足下垂对策：待最后用 Ilizarov 外固定架矫正。

术后即开始胫骨缺损远端牵拉，延长小腿 3 cm（没有待机期）。

术后 10 天后开始胫骨骨搬移（每天 1 mm），患者最大的变化就是晦暗的感染软组织创面颜色逐渐变红润，再生增殖的软组织肉芽逐渐将裸露的“感染骨”覆盖。紧接着从创口周围肉芽组织上出现皮肤组织，逐渐将外露骨包括软组织缺损修复，这些再生的皮肤有感觉存在，与移植的无感觉皮瓣是不同的（图 4-3-5）。

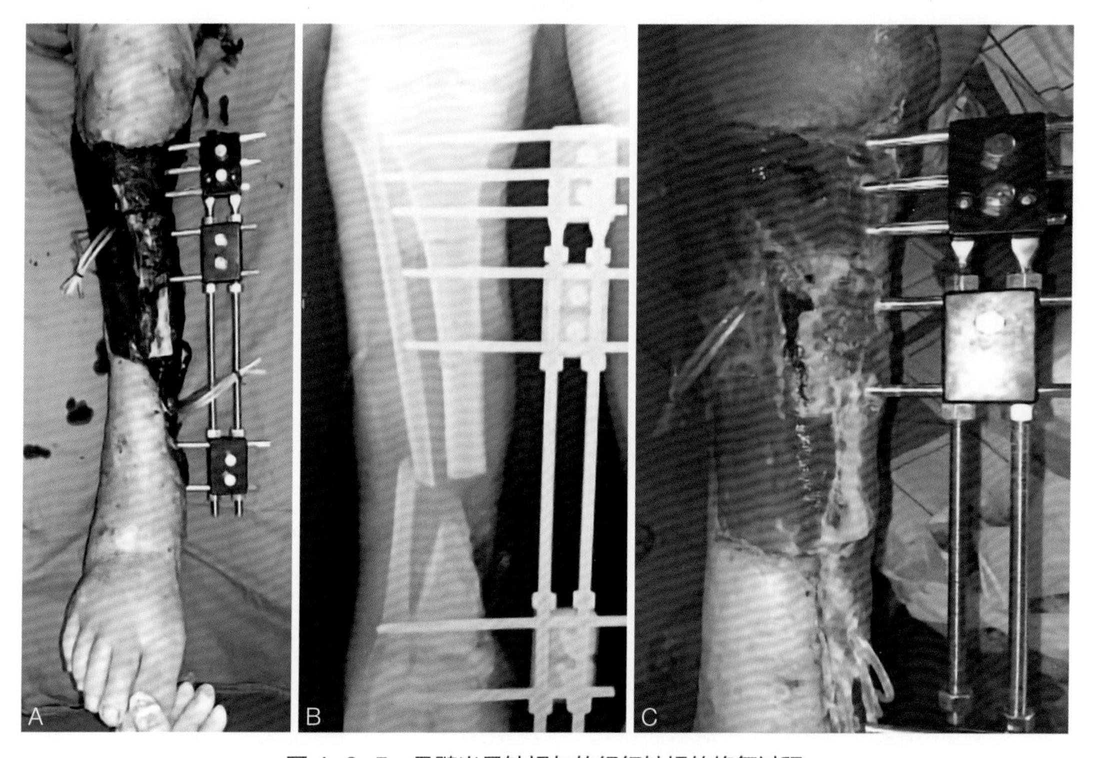

图 4-3-5　骨髓炎骨缺损与软组织缺损的修复过程

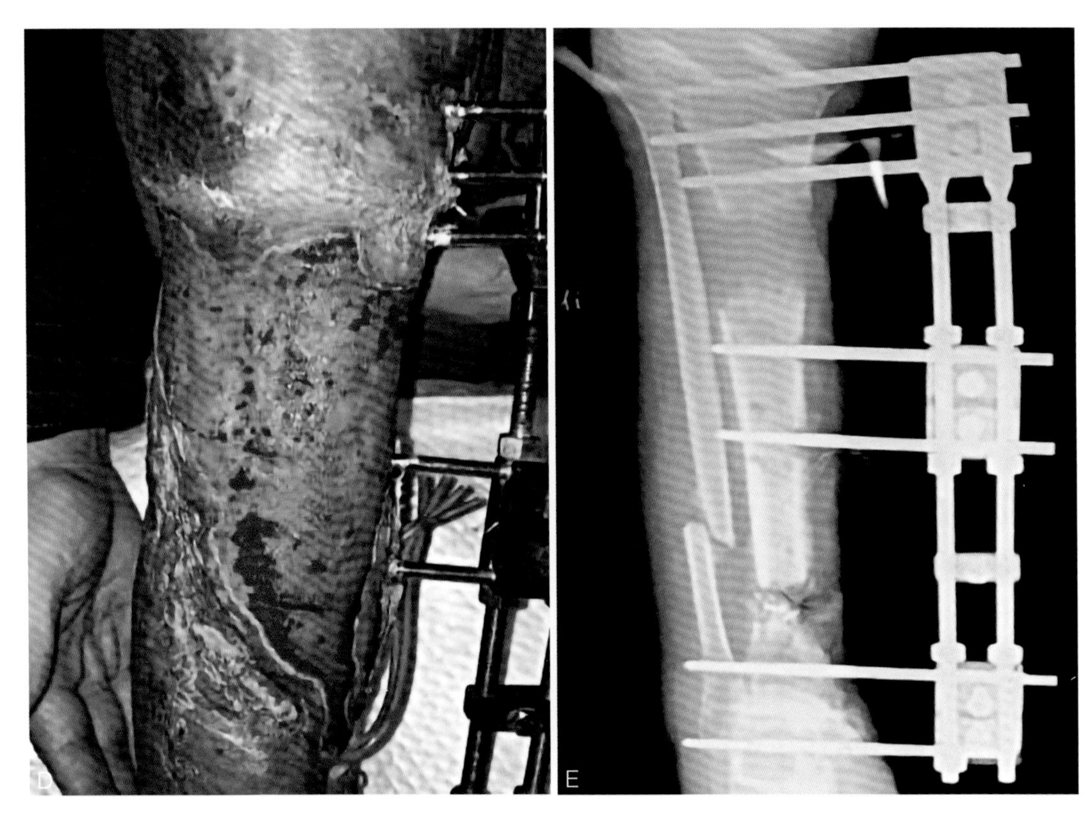

图 4-3-5（续） 骨髓炎骨缺损与软组织缺损的修复过程

A. 开放进行骨搬移手术，安放 2 组 NRD，未做清创，未切除外露的“感染骨”“坏死骨”；B. 胫骨近端截骨骨搬移；C. 骨搬移术后晦暗的软组织开始变红润；D. 外露的“感染骨”逐渐被新生的肉芽组织覆盖；E. 骨缺损“死腔”被修复

预 后

整体治疗时间为 10 个月。

5 cm 的骨缺损，再加上延长后形成的 8 cm 骨缺损“死腔”也完全被修复，骨端对接愈合，外露的 15 cm 的“感染骨”完全获得再生复活！大面积皮肤、软组织缺损被再生修复。

之后，又应用 Ilizarov 外固定架矫正了足下垂畸形（图 4-3-6）。

心得体会

针对该患者的具体情况，应用开放式骨搬移手术治疗，上述的一些操作也许与传统教科书中的讲述不同，但未来很多新方法的诞生，大概都要经过“尽信书则不如无书”的过程吧……

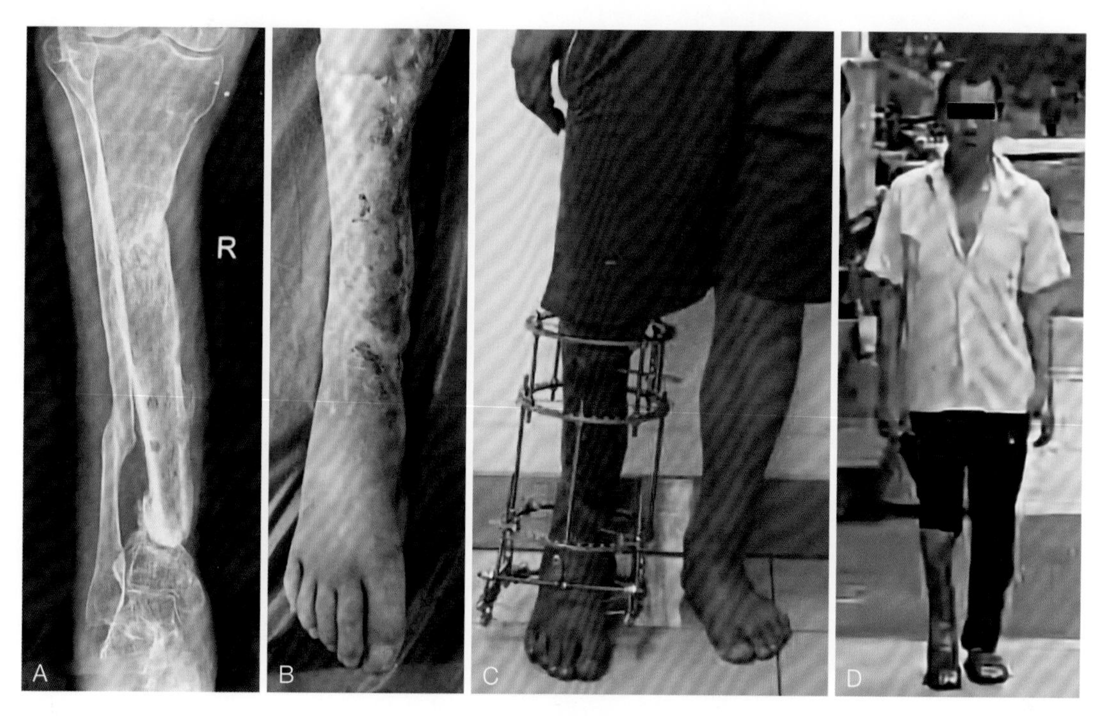

图 4-3-6 骨与软组织缺损修复治愈

A、B. 骨搬移 +NRD 术后 10 个月，骨与软组织缺损修复治愈；C、D. 应用 Ilizarov 外固定架矫正残留的足下垂畸形

（病例由田林、何东提供）

（曲 龙 陈蔚蔚 田 林 何 东 王志刚 张 锴）

第四节

NRD 与骨搬移手风琴技术结合治疗胫骨骨髓炎、骨不连与难治性创面

病例资料

患者男性，49 岁，2015 年 10 月 8 日从 3 米高处坠落。左小腿下段软组织辗挫伤，大面积张力水泡形成（图 4-4-1A）。X 线片示：左胫骨远端粉碎性骨折，骨质压缩，关节面塌陷，左腓骨下段粉碎性骨折（图 4-4-1B）。

诊断：左胫腓骨远端粉碎性骨折（Pilon 骨折）。

1．第一次手术

经跟骨牵引、消肿对症治疗，皮肤条件改善，骨折 10 天后（2015-10-19）行切开复位、植骨、钢板内固定术及超关节外固定架固定（图 4-4-2A）。

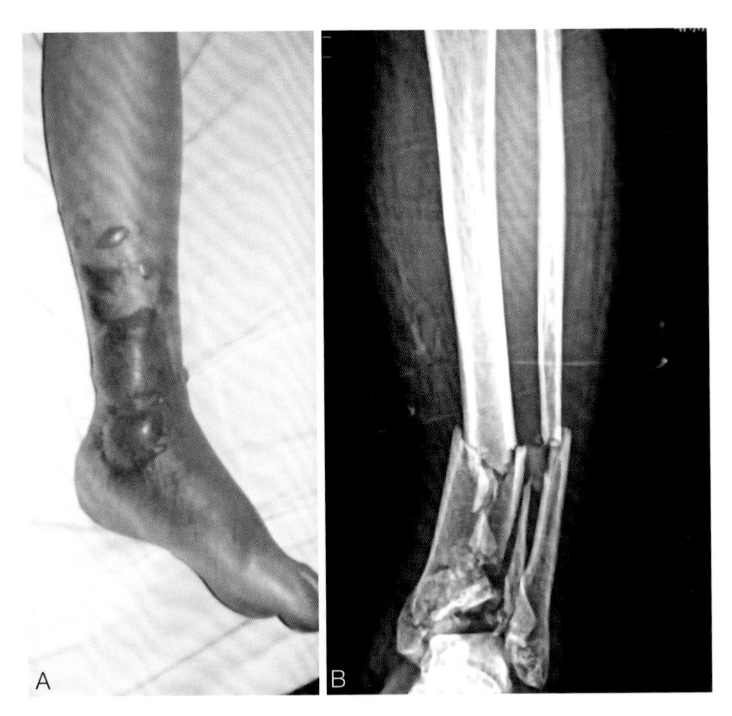

图 4-4-1 术前

A. 小腿软组织辗挫伤；B. X 线片

术后刀口破溃不愈，皮肤红肿伴炎性渗出，踝前 0.5 cm 窦道形成，深达骨质（图 4-4-2B）。细菌培养结果显示嗜水气单胞菌、豚鼠气单胞菌、温和气单胞菌感染。

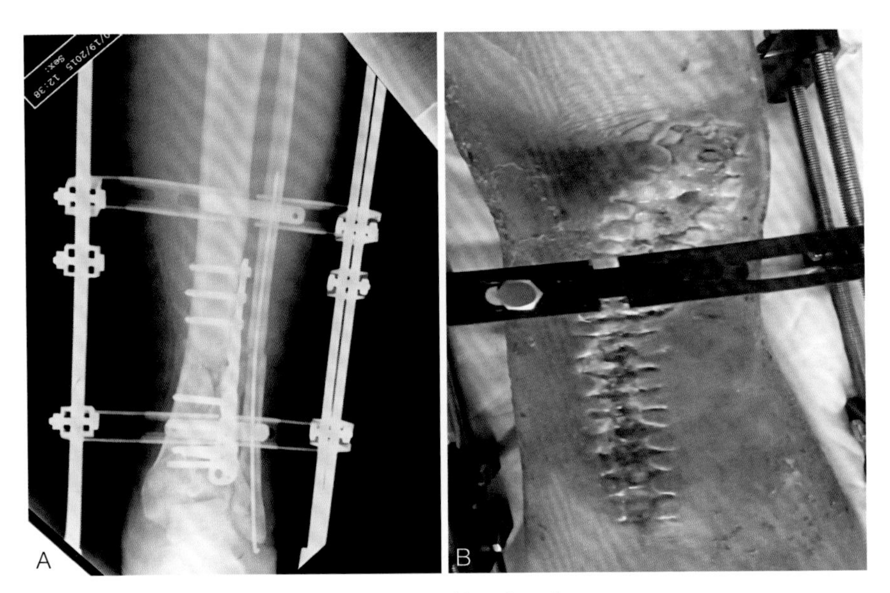

图 4-4-2 第一次手术

A. X 线片；B. 术后刀口破溃不愈

2. 第二次手术

第一次手术 2 周后（2015–11–06），麻醉下行清创、环形引流术。术后刀口继续溃烂，踝前形成 1 cm 窦道，有脓性分泌物渗出（图 4–4–3）。

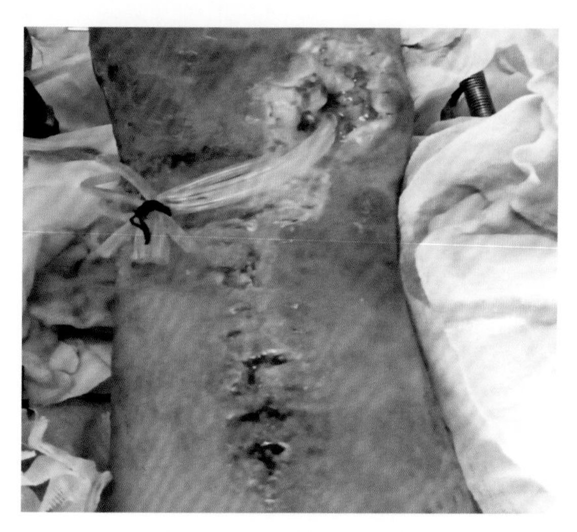

图 4–4–3　第二次手术

［注］图 4–4–3 的环形引流看似像 NRD，但不能称其为 NRD 技术，因为引流管的出口没有留置在创口最低位置，再就是引流管没有通过（贯通）骨髓炎病灶。

3. 第三次手术

第二次手术 6 周后（2015–12–17），再次行清创、取出内固定钢板，再进行钢丝固定、环形引流术。术后引流口及刀口仍不断渗出脓性分泌物（图 4–4–4）。

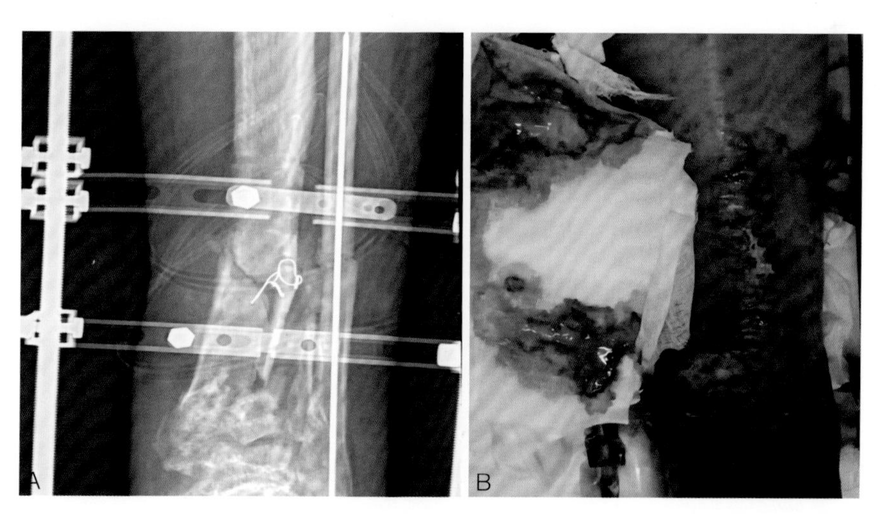

图 4–4–4　第三次手术

A. X 线片；B. 术后脓性分泌物渗出

治疗策略

1. 既往治疗回顾

左胫腓骨远端闭合性粉碎性骨折，钢板内固定与外固定手术后骨髓炎 6 个月。取出钢板同时用钢丝固定骨片，两次实施病灶清除与环形引流手术无效，针对创口细菌培养结果系统应用抗生素无效，因皮肤、软组织感染创面不断扩大恶化，曾告知患者做好截肢治疗的准备。

2. 术前诊断

胫骨骨髓炎，骨不连，皮肤、软组织感染缺损。

3. 治疗计划

（1）取出残留钢丝和固定腓骨的钢针“异物”。

（2）更换可做骨搬移手风琴技术治疗的单边双轨外固定架。

（3）应用 NRD 技术控制、治疗感染。

（4）与 NRD 技术同时、同步应用骨搬移手风琴技术，再生修复骨组织与缺损的皮肤组织。可不扩创切除感染骨，根据“骨搬移哈尔滨现象”，即炎性病变骨组织可转化再生成正常骨组织，包括大面积感染缺损的皮肤的修复，也不用植皮。

[注] *关键是应用 NRD 控制感染，才可能完成上述的骨搬移治疗目的。该患者若采取切除大块感染骨，再针对骨缺损进行骨搬移的治疗，或皮瓣移植修复感染的皮肤与软组织缺损，将会进一步延长治疗时间，增加治疗难度，患者也要付出更大的痛苦和经济代价。*

操作方法

骨髓炎治疗失败 6 个月后（2016-04-21）重新行残留钢丝内固定物取出清创，NRD 引流及骨搬移手风琴手术（单边外固定架固定）（图 4-4-5A），术中未切除“感染坏死骨”（图 4-4-5B）。术后第二天让患者拄拐下地，部分负重功能锻炼，刺激炎症分泌物排泄，改善患肢血液循环，促进骨折愈合（图 4-4-5C）。

1. NRD 出口位置与置入方法

（1）NRD 引流管置入的位置选择在胫骨骨髓炎病灶的最远端，站立时分泌物会排到最低位。

（2）由小腿前方置管，出口在小腿的后方，这样卧位时分泌物可一直自然排出。

（3）引流管置入时穿过骨髓炎骨不连的病灶部位，使用止血钳由上至下钝性贯通病灶到达小腿后下方出口。

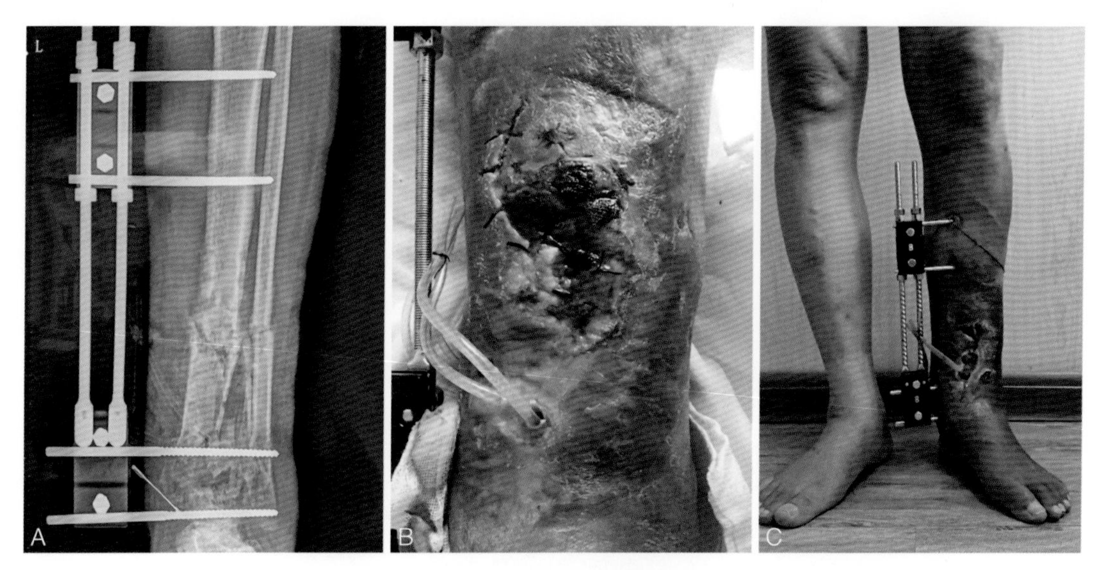

图 4-4-5 NRD 引流及骨搬移手风琴手术

A. 术中 X 线片；B. 术中 NRD 外观；C. 术后第二天患者拄拐下地

2. 骨搬移手风琴技术的操作

清创及引流手术后 40 天（2016-06-03）开始骨搬移手风琴技术操作，以每天 1 mm 速率牵张 10 天后，再以相同速率反向短缩挤压，牵拉和压缩在 1 cm 范围内进行（图 4-4-6）。

[注] 该患者开始骨搬移手风琴技术的牵张压缩操作的待机时间为 40 天，比常规的骨搬移手术待机 10 天时间要长，主要是考虑通过 NRD 引流，骨髓炎被控制稳定后再行搬移效果会更好。

预 后

NRD 术后沿引流管低位出口大量脓液排出，并伴有小块死骨。随着骨搬移手风琴技术的实施，脓性渗出物减少，创面逐渐缩小，修复愈合（图 4-4-7）。

NRD 结合骨搬移手风琴技术术后 6 个月，骨痂愈合良好（图 4-4-8A）。

骨搬移手风琴技术术后 7 个月，骨痂愈合良好，骨折近端、远端各拔除 1 根外固定钢钉，保留 1 根固定并放松固定钢钉的螺丝，此举目的是将外固定后期调整为“弹性固定”模式，有助于骨折最后的功能愈合（图 4-4-8B）。

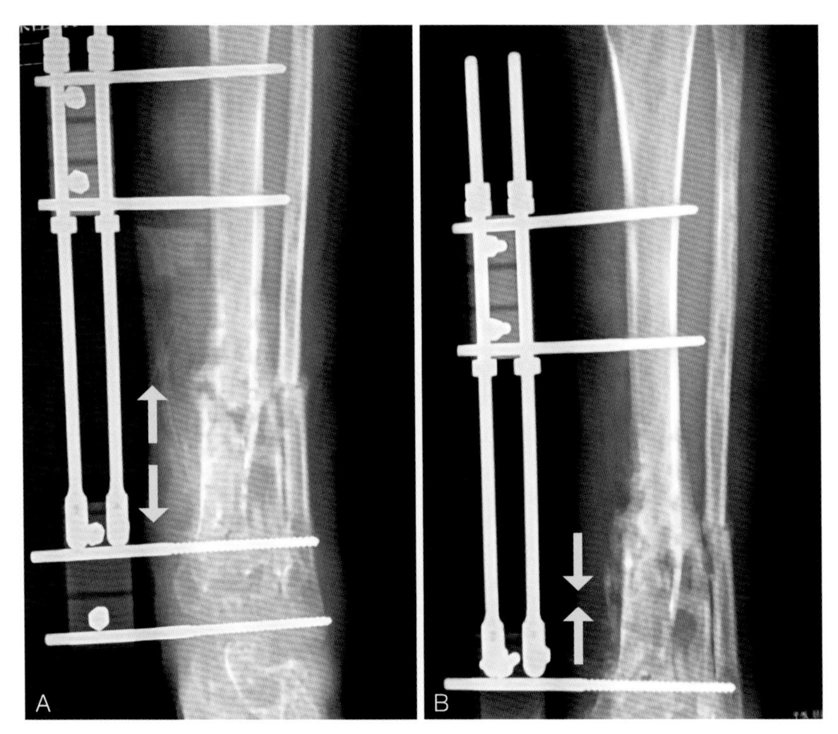

图 4-4-6　骨搬移手风琴技术

A. 骨搬移手风琴技术牵张期 X 线片；B. 骨搬移手风琴技术压缩期 X 线片

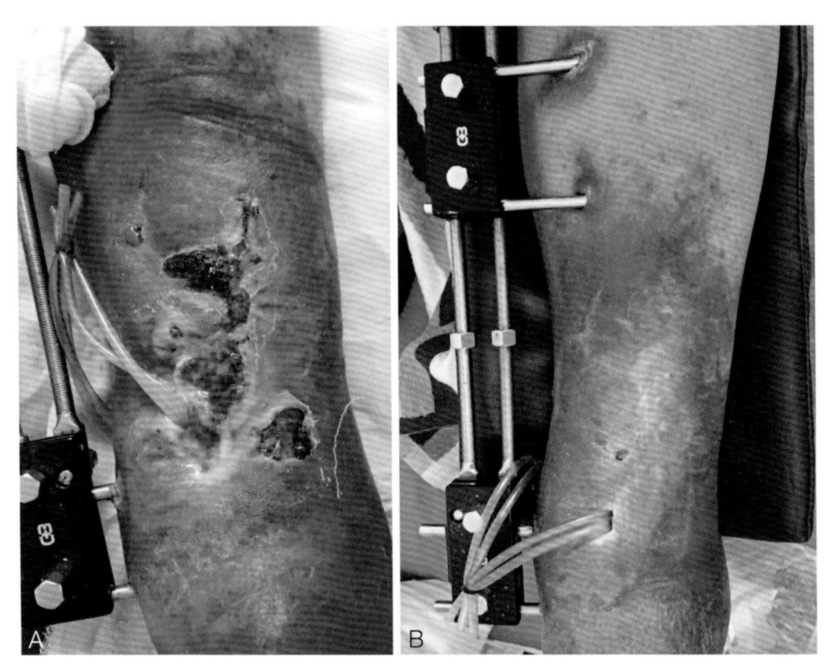

图 4-4-7　NRD 结合骨搬移手风琴技术

A. NRD 术后脓液排出；B. NRD 结合骨搬移手风琴技术术后 6 个月

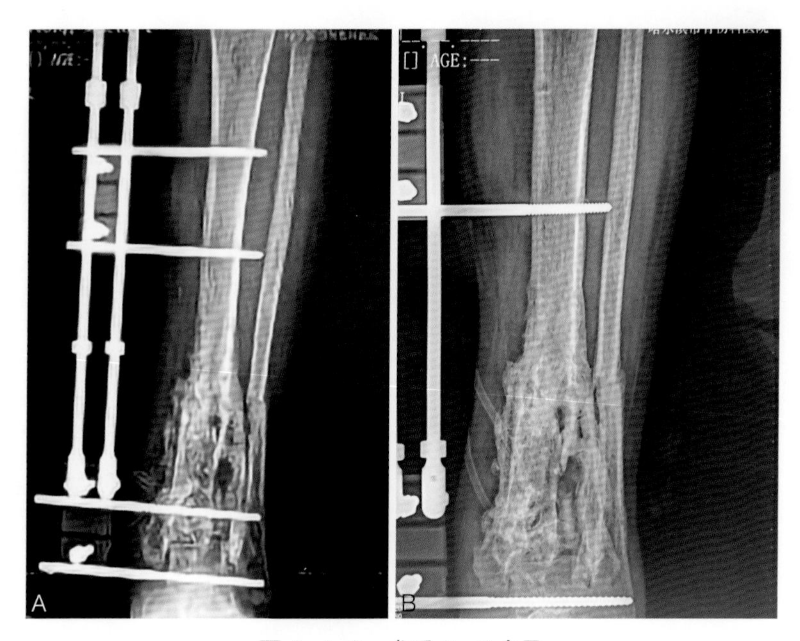

图 4-4-8　术后 6~7 个月

A. 术后 6 个月 X 线片；B. 术后 7 个月拆除部分钢钉后 X 线片

术后 8 个月，窦道无分泌物流出，拔除引流管。骨折端骨痂生成良好，拆除外固定架（图 4-4-9）。

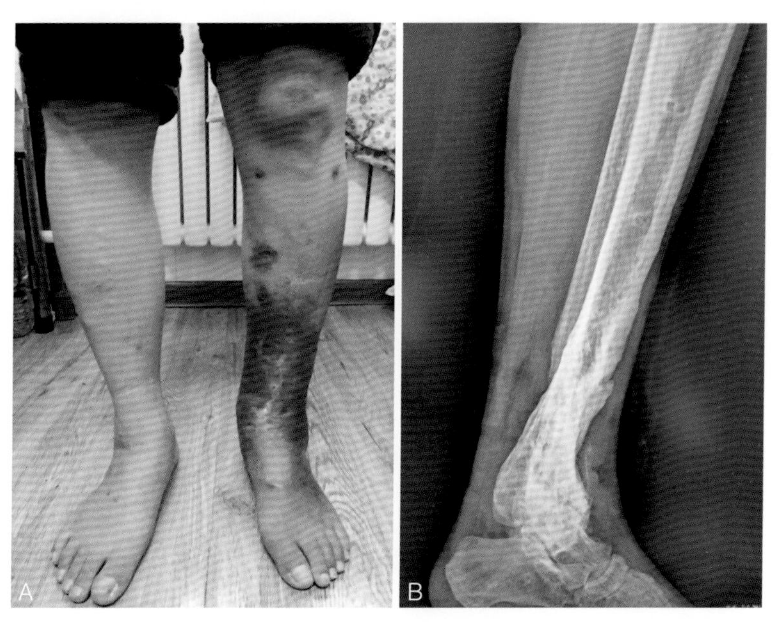

图 4-4-9　术后 8 个月

A. 术后 8 个月外观；B. 术后 8 个月 X 线片

术后 20 个月复查（2017-12-21），骨折愈合良好，炎症无复发（图 4-4-10）。

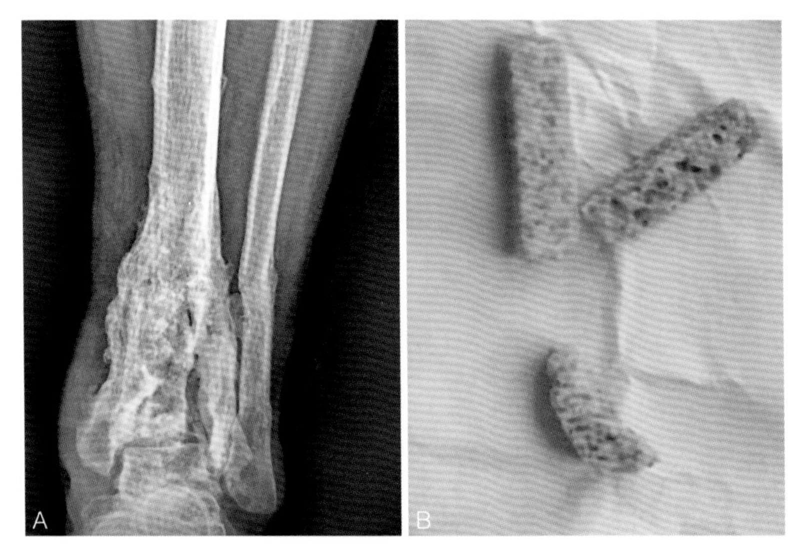

图 4-4-10　术后 20 个月

A. 术后 20 个月 X 线片；B. 术后拔管时排出 3 块人工骨

［注］在骨不连已愈合，骨髓炎已治愈，最后拔除 NRD 引流管时，第一次手术时置入的 3 块人工骨也随之被“吐出”，因此结束治疗（图 4-4-10B）。NRD 协助机体排除细菌和异物的功效如此之大！术后随访时骨髓炎治愈后清晰的骨小梁 X 线表现就是最好的证明（图 4-4-10A）。

心得体会

1. NRD 引流技术与骨搬移手风琴技术同时应用，充分发挥了这两种方法治疗骨髓炎的特长，收到了良好的效果。

2. 必须充分保证 NRD 引流管通过病灶和引流管出口在患部最低位置，才能达到最佳的引流效果。小块死骨可以通过 NRD 引流管间隙逐渐排出。

3. NRD 引流具有持续不间断的清创作用，为有活性的感染骨“复活”和“转化再生”创造了环境条件。

4. 骨搬移手风琴技术能促进骨折愈合，再生修复骨、软组织缺损，主要是通过微血管的再生，促进血液循环代谢加速来消除感染炎性病灶，“让感染在再生之火中燃烧”。

5. 早期带外固定架进行功能锻炼，使患者获得早期康复治疗，同时增强战胜疾病的信心。

6. 像本病例这种小腿软组织损毁严重的闭合骨折，还有小腿开放性骨折，我们主张不做内固定手术，早期应用外固定治疗可避免很多并发症的发生。

思　考

严重的创伤造成了骨质的多处断裂并损坏了广泛的血运，为细菌生长提供了温床，而细菌的大量繁殖所形成的菌栓和脓液又进一步阻断了血运，侵蚀了骨质，导致大面积的缺损；而 NRD 技术为病灶打开了通路，让病菌无法蓄积，脓液不再淤堵。当 Ilizarov 骨搬移技术再生重建了新生的微毛细血管网，NRD 就像炉灶的气道，为那再生之火提供了足够的氧气，排出废烟，从而将细菌燃烧掉！

（宋　琦　苏恩亮）

第五节
NRD 与骨搬移技术结合同步治疗骨髓炎、骨缺损与软组织缺损

病例资料

患者女性，21 岁，2017 年 2 月 18 日，左小腿因私家车撞击并碾压致开放性损伤，小腿皮肤剥脱，肌肉撕裂，胫前动脉断裂。X 线片示：左胫腓骨中上段粉碎性骨折。

诊断：左胫腓骨开放性粉碎性骨折，左小腿皮肤剥脱并血管神经肌肉损伤。

急诊给予清创、胫腓骨骨折短缩重叠组合式外固定架固定术（图 4-5-1）。

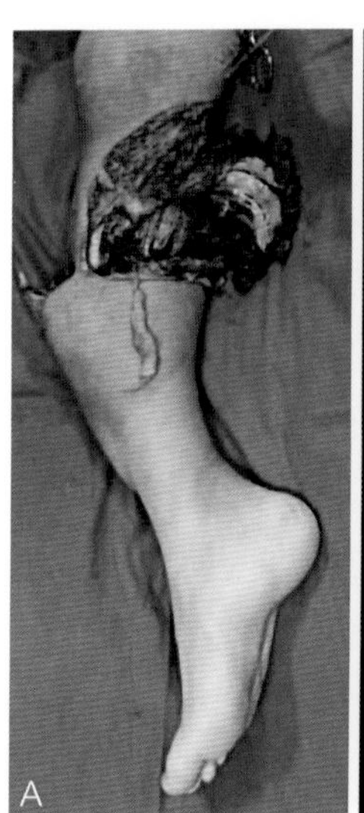

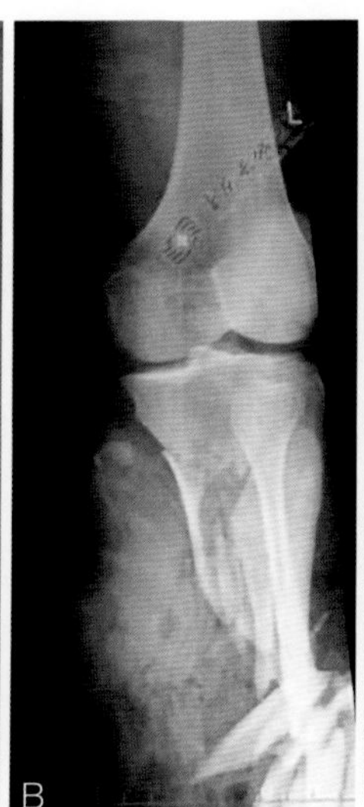

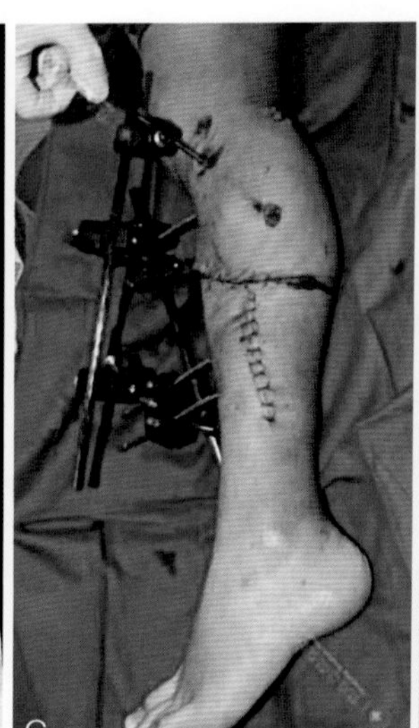

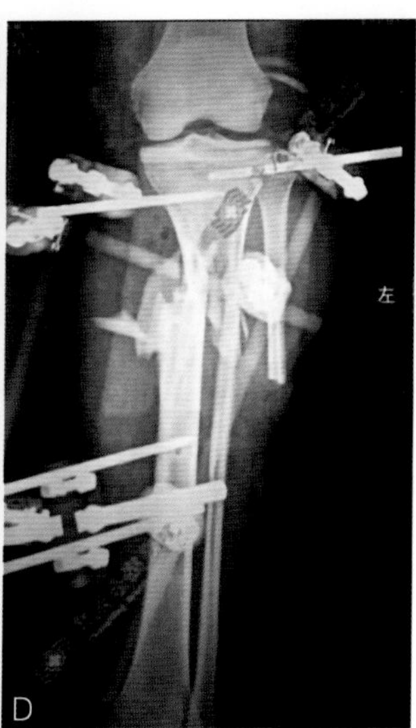

图 4-5-1　外伤骨折与急诊手术后

A、B. 小腿开放性骨折，软组织撕裂；C、D. 组合式外固定架固定

患者急诊手术后出现小腿皮肤、肌肉及外露骨坏死，分别在 2017-03-02 日、2017-03-08 日、2017-03-29 日、2017-04-11 日、2017-04-16 日又共进行了 5 次手术，给予扩创、VSD 覆盖，调整外固定架将胫腓骨固定在正常的轴线上并恢复小腿长度。

多次扩创后出现小腿皮肤、肌肉组织缺损，骨缺损，骨髓炎合并创面感染，骨外露、足下垂等合并症，创面多次细菌培养为金黄色葡萄球菌及铜绿假单胞菌阳性（图 4-5-2）。

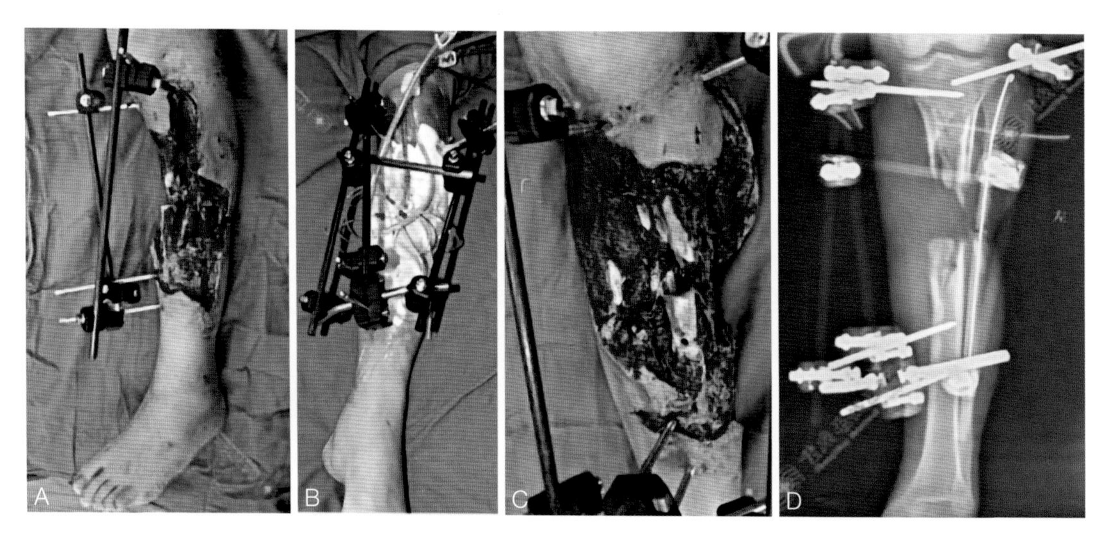

图 4-5-2　多次手术后骨髓炎未愈，骨外露、大面积软组织缺损

A、B. 小腿皮肤及皮下组织出现坏死，VSD 治疗；C、D. 反复扩创后小腿皮肤软组织缺损骨外露、骨缺损

治疗策略

1. 既往手术回顾

左胫腓骨开放性粉碎性骨折，自受伤急诊手术后，对发生的术后感染等问题经多次手术扩创，原本期待创面清洁稳定后施行游离皮瓣覆盖创面，待皮瓣稳定后再行取髂骨植骨或游离腓骨骨瓣等手术修复骨缺损，但是前期处理时间过于漫长，大面积的皮肤缺损施行游离皮瓣手术将不可避免地对皮瓣供区造成严重损伤，后期修补骨缺损的过程亦加重损伤。同时向患者及家属交代了要做好截肢治疗的准备。

患者为青年女性，未婚，长期无法下地行走，肌肉萎缩，且情绪低落，对治疗结果期待差，对以后的生活没有信心。

2. 治疗策略

（1）综合考虑伤情后，决定应用“开放式骨搬移手术”一次性同步治疗左胫骨骨髓炎伴有的骨不连、骨缺损、皮肤软组织缺损、骨外露、足下垂等合并症。

（2）应用 NRD 技术控制、治疗感染，将 NRD 放置在骨缺损区，在骨搬移过程中有持续清创作用，并将移动中产生的渗出物引流排出，术后不使用抗生素治疗。

（3）与 NRD 技术同时同步应用骨搬移技术，在控制感染的前提下，小腿的骨缺损及大面积感染缺损的皮肤创面可无须皮瓣或植皮手术，获得再生修复。

（4）开放式骨搬移手术的关键是同时应用 NRD 通畅的引流控制感染，才可能完成上述的骨搬移治疗目的。术后在坚强外固定的支持下短时间内即可下地行走，护理简单，无须长期住院，由于治疗结果可见，可重拾患者对未来的信心。

操作方法

开放式骨搬移手术的操作（2017 年 5 月 6 日），全手术过程在感染的创面上进行，对外露骨（感染骨）不做切除，也不对炎性软组织做“彻底清除”，即所谓“清创不扩创原则”。

因此，同时应用 NRD 控制和治疗感染，是开放式骨搬移手术成功与否的牛鼻子（治疗关键）。

具体手术步骤如下：

1. 手术体位

外固定手术的体位非常重要，主要目的是为了保证下肢轴线（重力轴）不偏斜，术后可站立及行走。

髌骨与小腿以下裸露不包扎，确认髌骨水平垂直向上，作为调整下肢机械轴线的标志。

2. 固定螺钉与外固定架的安装

不管小腿畸形有多严重，与膝关节面平行，在其下方 2 cm 处，在胫骨上端水平打入 1 根螺钉。

同时与踝关节面平行，在其上方 2 cm 处，在胫骨下端水平打入 1 根螺钉。

以上下面两根螺钉为标准，调整小腿轴线，安装骨搬移外固定架后，再打入上下两端骨螺钉各 1 根，和骨搬移骨块上的 2 根骨螺钉。

3. 固定螺钉的安装

因为长期骨髓炎和不负重行走，患者会有不同程度的骨质疏松，因此，外固定固定的牢固和外固定架的稳定，决定了患者能否站立负重行走，促进组织再生修复，以及骨髓炎能否得到有效的控制。

（1）通常使用 6 mm 直径的螺纹钢钉，因此要使用直径 4 mm 的钻头钻孔。

（2）6 mm 直径的螺纹钢钉拧入前，必须使用直径 6 mm 的攻丝，先行将入口处的骨皮质纹络梳理好，再拧入螺钉。拧螺钉力量要均匀，用力过大会破坏螺钉通道，螺钉突出出口骨皮质 5 mm 左右。

4. 骨搬移骨段截骨位置

骨搬移骨段的截骨是在前面骨螺钉和外固定架安装结束后实施。

骨搬移骨段截骨位置根据骨缺损、骨不连的位置决定，或在胫骨近端或远端。

5. NRD 的应用操作

在以上骨搬移外固定架安装、截骨操作完成后，最后置入 NRD 引流管。

引流管入口选择小腿骨缺损远端前方（感染最复杂部位），使用长弯止血钳钝性贯通缺损部位至小腿后方，置入一组 NRD（2 根引流管），这样患者卧位和站立位时，感染病灶内分泌物都会不断地排出（图 4-5-3）。

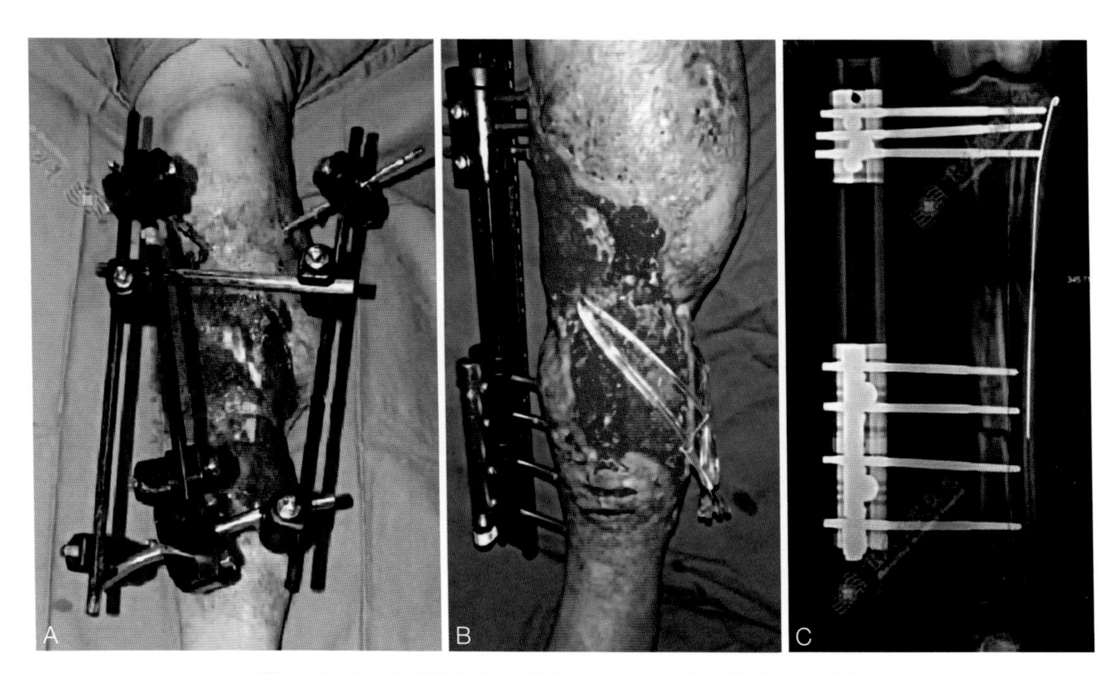

图 4-5-3 在感染创面上置入 NRD 与安装骨搬移外固定架

A. 开放式骨搬移手术术前；B. 术中未清创，未切除外露骨，在骨缺损部位置入 NRD；C. 骨搬移截骨部位在胫骨远端

6. 骨搬移术后操作

术后第 7 天或第 10 天开始进行骨搬移，每天搬移距离不超过 1 mm。根据患者情况，每天搬移可分 4～6 次完成 1 mm 搬移距离。

[注] 何谓开放式骨搬移手术?

开放式骨搬移（open bone transport，OBT）手术，是治疗伴有多种合并症的难治性骨髓炎的手术方法，这种方法同时同步对骨髓炎合并症进行治疗，NRD（牛鼻子引流）与 OBT 同时应用是治疗成功的关键。

预　后

伴随着骨搬移的进程，分泌物自 NRD 引流管低位排出，最后只有极少量渗出，每隔 4 天换一次敷料即可。创面的肉芽组织从骨搬移开始的颜色晦暗逐渐变红润。小腿的创面也明显缩小，再生的肉芽组织逐渐丰厚，转化成皮肤组织，直至创面全部愈合（图 4-5-4）。

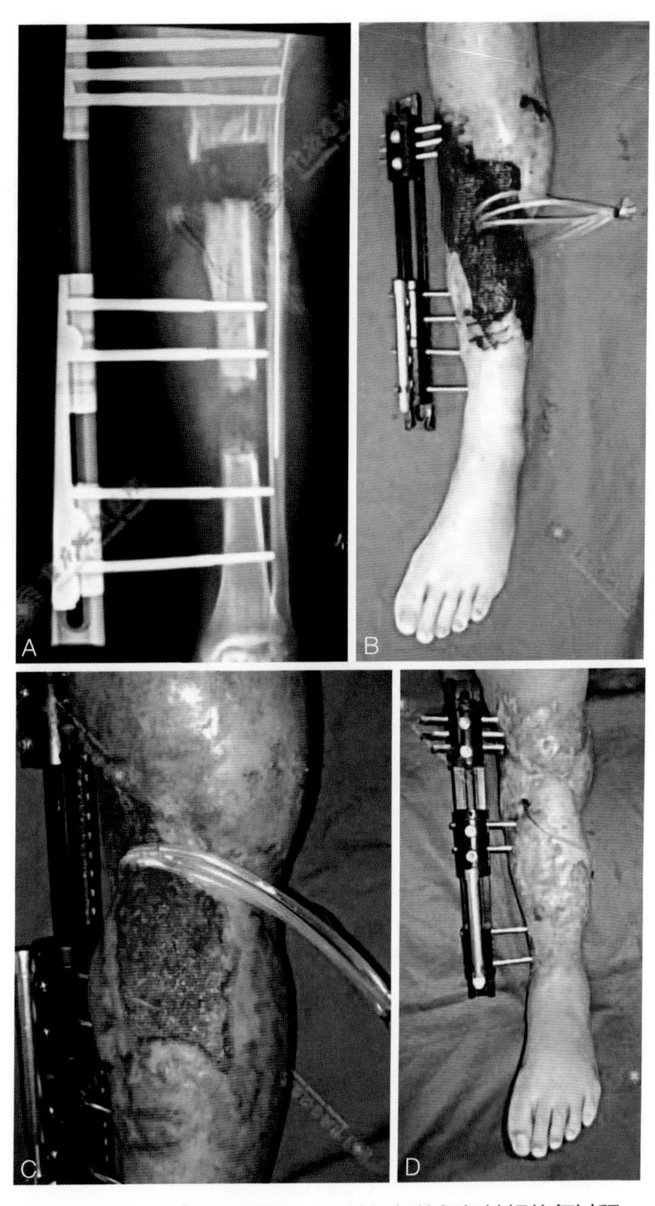

图 4-5-4　外露骨被覆盖，骨缺损与软组织缺损修复过程

A、B. 骨缺损与软组织缺损在骨搬移过程中不断缩小，感染创面的颜色由晦暗逐渐变红润；C、D. 开放式骨搬移手术治疗中一直着装 NRD，直至创面全部再生修复

自开始骨搬移后，患肢术前的马蹄内翻及足下垂畸形一直影响术后负重行走康复练习，术后 4 个半月时（2017-09-27）行足踝畸形环形支架矫形术，搬移矫形 1 个月，畸形的僵硬踝关节恢复到 90° 中立位，脚掌可以着地负重行走，维持 2 个月后拆除踝关节支架（图 4-5-5）。

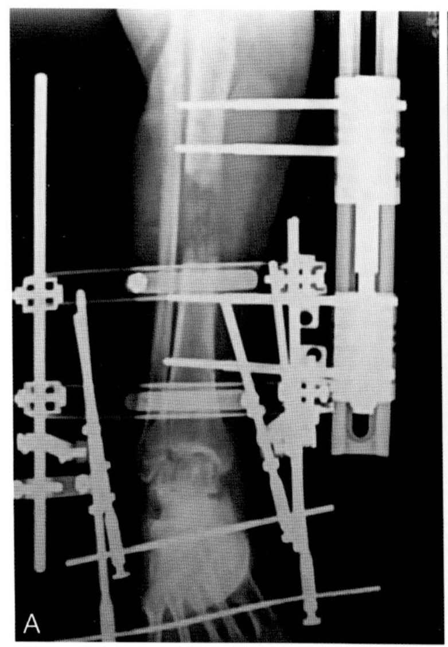

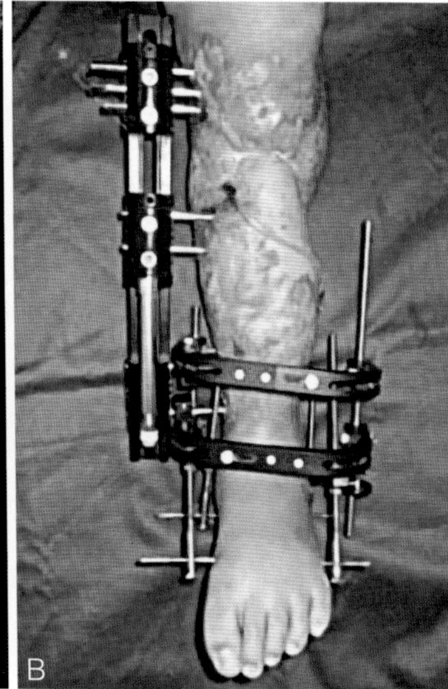

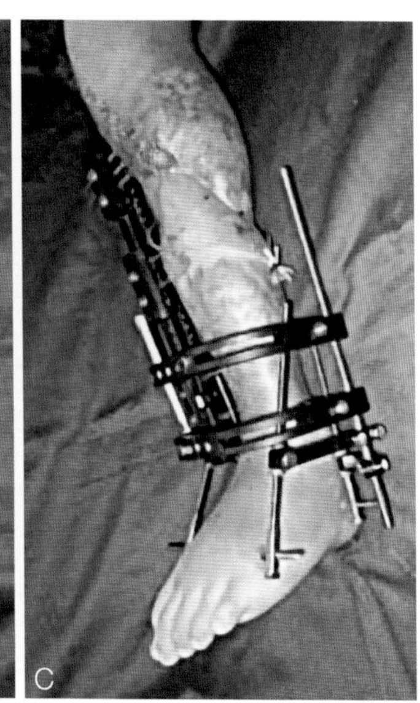

图 4-5-5　骨搬移同步做足下垂畸形矫正

A、B. 单边骨搬移外固定架与足下垂畸形矫正外固定架组合；C. 踝关节恢复到 90° 中立位，脚掌可以着地负重行走

足下垂矫正过程中一直着装 NRD，预防感染复发。

胫骨骨搬移术半年后骨缺损被修复，骨端会师开始接触后，又持续搬移加压半个月后，停止骨搬移并拔除 NRD 引流管。

开放式骨搬移术手术后 1 年 4 个月复查发现胫骨会师端有骨质硬化、骨不连迹象。行会师端小切口碎骨术。术后只保留外固定架的上、下 2 根螺钉，加强会师骨端的应力刺激（图 4-5-6）。

开放式骨搬移手术后 1 年 7 个月，骨不连、骨缺损修复治愈，拆除外固定架。继续随访 2 年，骨髓炎未复发（图 4-5-7）。

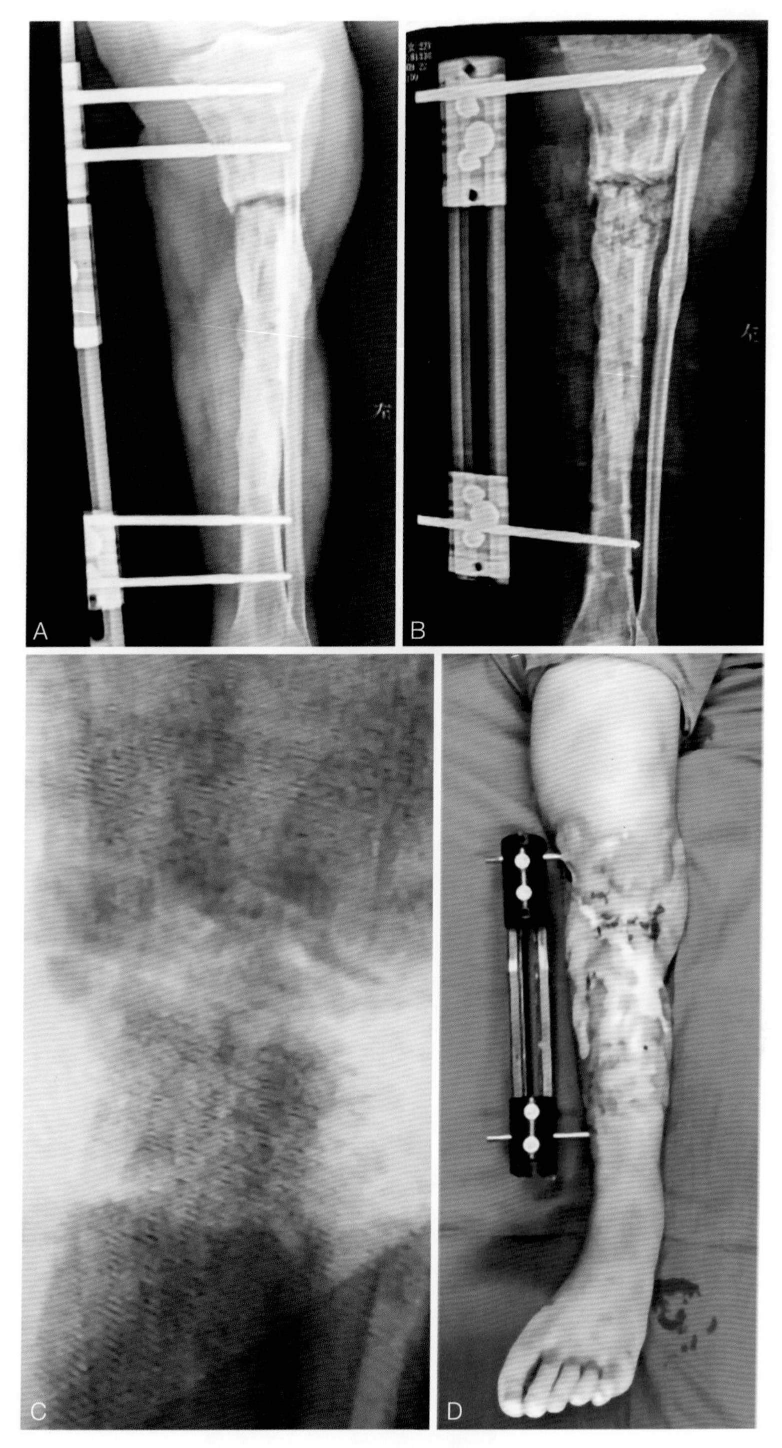

图 4-5-6　骨搬移会师骨端碎骨术

A. 开放式骨搬移手术后 1 年 4 个月，骨缺损修复，会师骨端有骨不连迹象；B、C. 小切口会师骨端碎骨术，局部碎骨堆积（类似植骨）影像；D. 重新调整外固定架，只保留外固定架的上、下 2 根螺钉

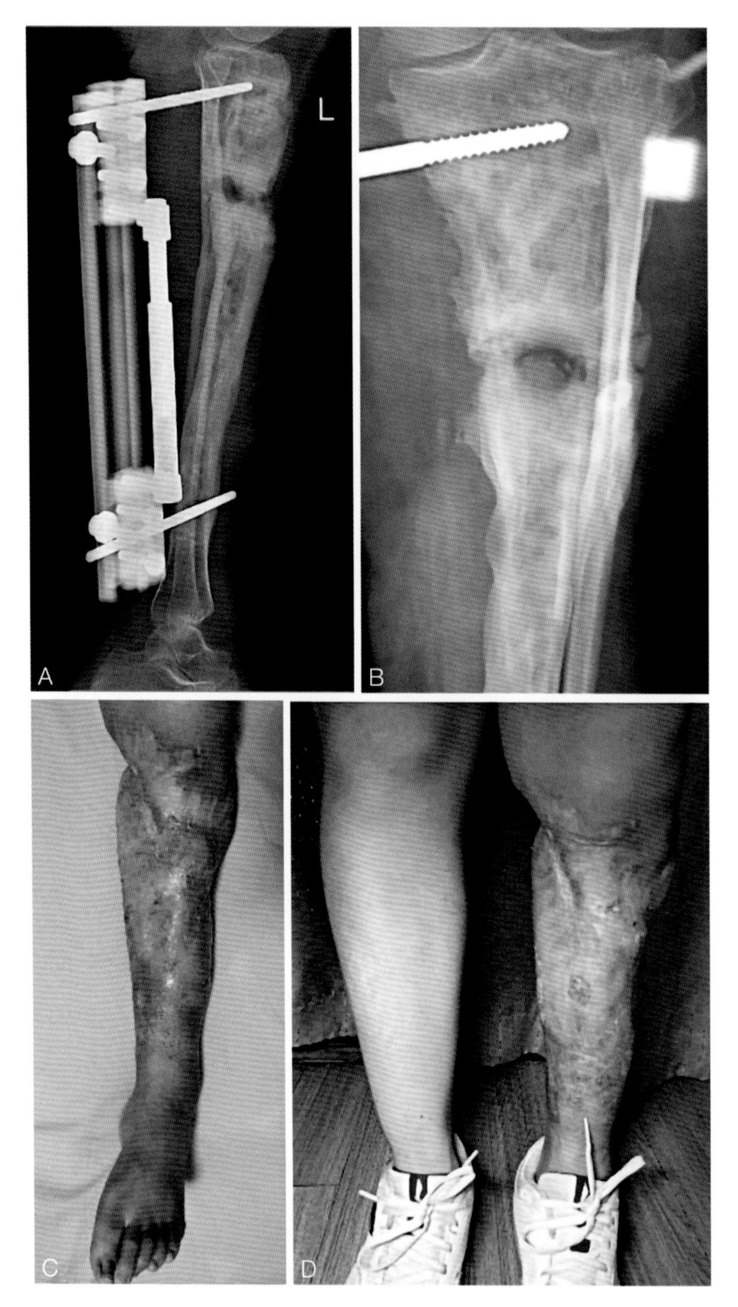

图 4-5-7　开放式骨搬移手术治疗后随访

A、B、C. 开放式骨搬移术后 1 年 7 个月，骨与皮肤软组织修复，拆除外固定架；D. 拆除外固定结束后 2 年后随访外观

心得体会

1. 该患接受开放式骨搬移手术治疗后 1 年 7 个月（2017 年 5 月至 2018 年 12 月），骨髓炎伴有 6 种合并症（骨不连、骨缺损、骨外露、皮肤及软组织大面积缺损、足下垂）获得同步治愈。除了达到了不截肢保肢的目的外，还缩短了治疗周期，术后不使用抗生素，并且无须增加手术次数和皮肤、骨骼移植修复的供区损伤，极大减轻了患者的负担。

2. 彻底清创、充分引流是 Ilizarov 骨搬移技术治感染性骨缺损的基础，结合 NRD 技术具有的持续清创引流（绝对不堵塞）的独特优势，创口可清创不扩创，对治疗起到事半功倍的效果。

3. NRD 引流管的放置位置一定要正确，方法要妥当，即贯通病灶，出口在最低位。

4. 早期带外固定架进行功能锻炼，使患者获得早期康复治疗，同时增强战胜疾病的信心。

思 考

针对本例类似的患者，使用传统的皮瓣加植骨的治疗方案，将对患者造成严重的供区损伤，且大面积的损伤、创面及骨感染难以控制，皮瓣及植骨的风险较大。我们应用的“开放式骨搬移手术”方法，极其适用于此类损伤，“价廉物美”，操作简单，通过 NRD 持续引流解决感染问题，通过骨搬移技术解决骨缺损及创面问题，“一步到位”，特别适合基层医院开展。

这种开放式骨搬移手术实施的前提是同时应用 NRD 技术对感染的控制，不间断持续的清创（不扩创）和引流让骨髓炎的治疗无后顾之忧，完成感染组织的转化再生修复。

我们在开放式骨搬移手术以往的治疗过程中，发现了未被病灶清除的“感染骨”“坏死骨”“炎症性的软组织”等，在感染被 NRD 技术有效控制下，可以发生“转化再生成正常组织”，即“骨搬移哈尔滨现象”，这也是开放式骨搬移手术的理论基础及手术依据。

（田 林 殷 利 曲 龙）

第六节 NRD 与胫骨横向骨搬移技术结合治疗糖尿病足坏疽

病例资料

患者男，58 岁，因“右足破溃、流脓 2 周”入院。患者自诉约 2 周前右足被铁钉扎伤，至当地诊所就诊，予以伤口清创、换药、抗感染治疗，治疗约 1 周，伤口创面增大，破溃并流脓，可闻及恶臭，遂至当地医院就诊。诊断：① 2 型糖尿病，2 型糖尿病足；②风湿性心脏病；③房颤。为求进一步诊治，遂来我院。

治疗策略

患者足部系铁钉扎伤，直接导致深部感染。患者同时罹患糖尿病，导致伤口难以愈合，感染加重，拟行“右侧胫骨横向骨搬移＋右足糖尿病足清创＋NRD 引流手术”。

操作方法

术中探查右足第二趾湿性坏疽，解脱坏死第二趾，跖骨外露。感染波及第一二跖骨间隙、足背外侧深筋膜。深部感染分泌物不易引流，累及第 3～5 趾伸肌腱，自然体位感染易顺着伸肌腱鞘蔓延。留置 NRD 引流管引流，引流管斜向足外下侧，取脓腔之最低位穿出（图 4-6-1）。

预　后

术后 3 周，跖骨间隙及足底组织缺损被新鲜肉芽组织填充，外露跖骨基本被肉芽组织覆盖，只残留少许跖骨关节面外露（图 4-6-2）。

术后 1 个月，胫骨横向骨搬移外固定架调节完成，拆除搬移外固定架。创面组织生长完全覆盖外露跖骨，足背 NRD 引流管窦道分泌物减少（图 4-6-3）。

术后 2 个月，创面组织完全填充缺损。NRD 引流管窦道组织填充丰满，引流量少。引流管由 2 根减为 1 根（图 4-6-4）。

术后 3 个月，创面皮肤爬行生长，创面缩小。NRD 无引流液引出，窦道紧实，剪除引流管。次日，窦道封闭。术后 3 个半月，创面痊愈（图 4-6-5）。

心得体会

1. 患者铁钉扎伤后直接导致足部深部感染，清创后足部组织缺损、骨外露。胫骨横向骨搬移（tibia transverse transport，TTT）术后足部组织再生，填充缺损部位。

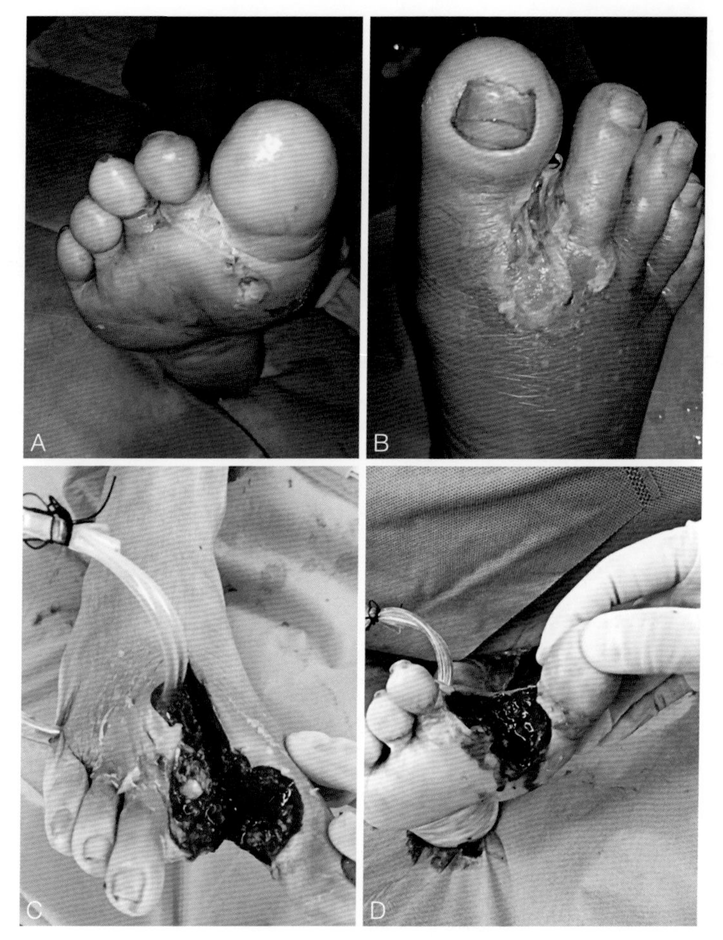

图 4-6-1　术前、术中

A、B. 术前 1 周；C、D. 术中清创后足部创面、NRD 位置

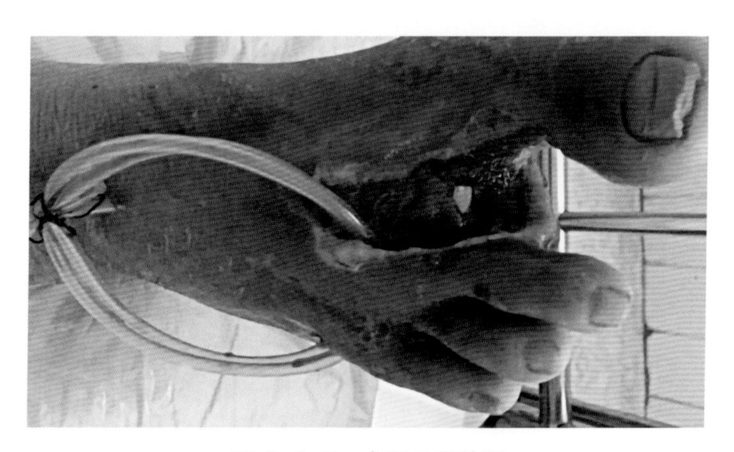

图 4-6-2　术后 3 周外观

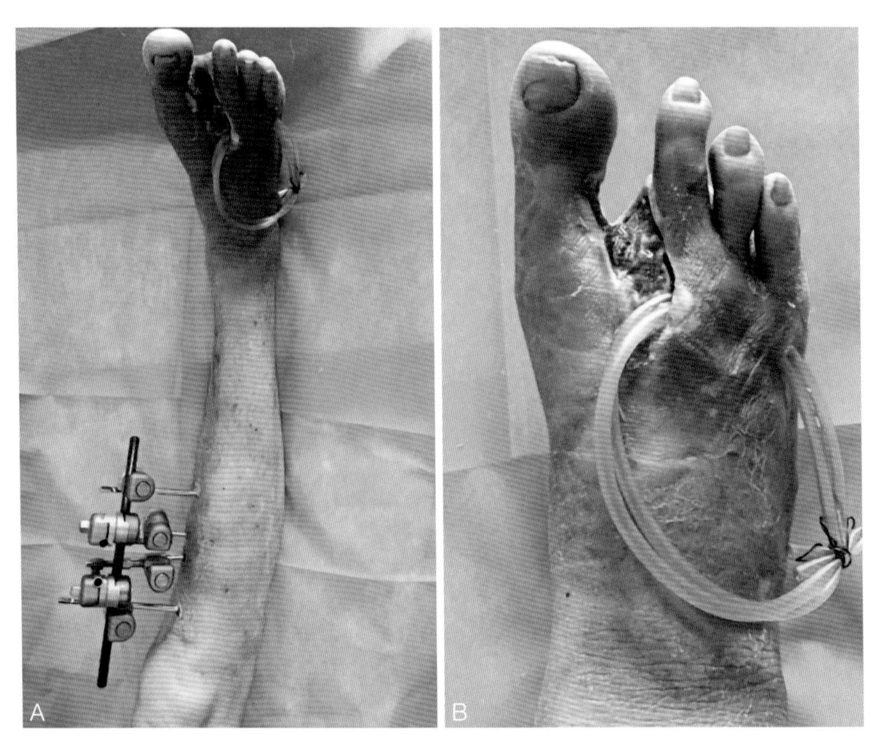

图 4-6-3　术后 1 个月

A. 胫骨横向骨搬移术后 1 个月外固定架；B. 足部创面

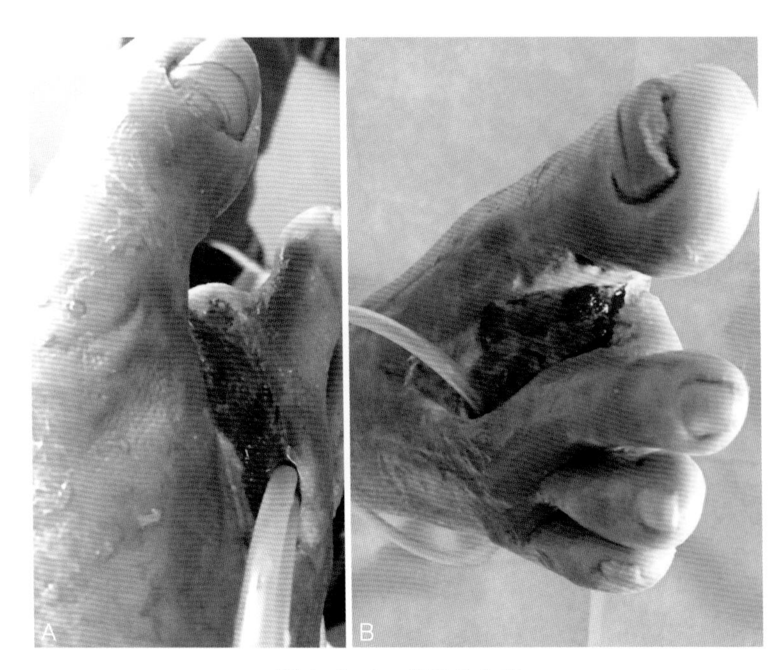

图 4-6-4　术后 2 个月

A、B. 足部创面

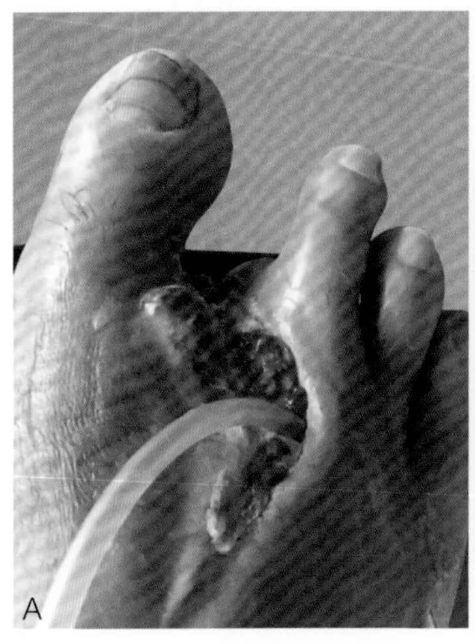
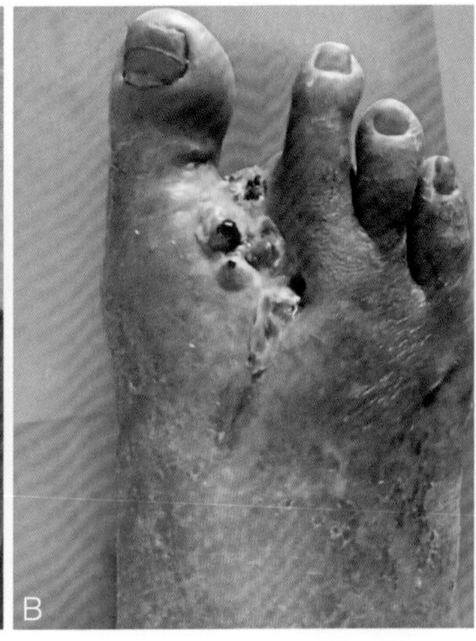
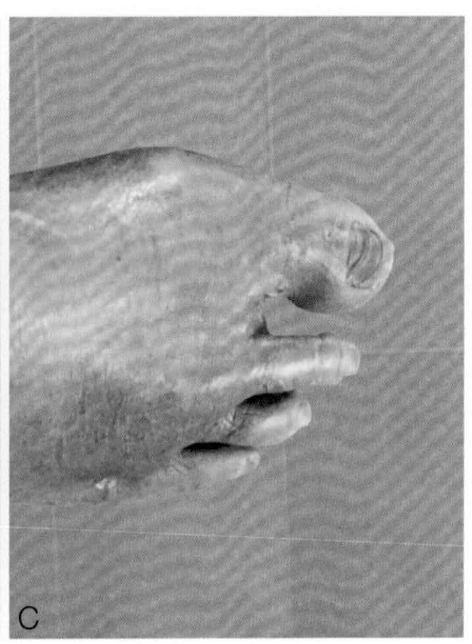

图 4-6-5　术后 NRD 拔除

A、B. 术后 3 个月，NRD 拔除；C. 术后 3 个半月，创面愈合

2. 足背部感染窦道横贯第 3～5 趾伸肌腱，在卧床自然体位，感染极易顺着伸肌腱鞘逆行感染。TTT 术后组织生长旺盛，窦道很快就会封口愈合，但此时深部依然有感染存在，容易导致深部感染加重。留置 NRD 后，不但可以起到引流的作用，还可以让窦道“由内而外”地填充。

3. TTT 联合 NRD 治疗糖尿病足，TTT 让组织再生、填充缺损，NRD 引流深部窦道，各司其职、有序配合。在术后整个创面愈合过程中，只需要生理盐水清洗创面即可，无须任何生物材料，无须消毒、除菌制剂。创面护理简单易操作，费用极低，甚至 NRD 引流管也只是输液管制作，极大地减轻了患者术后创面护理的难度及费用。

思　考

众所周知，治疗骨髓炎的原则为：彻底清创，持续且充分的引流，消灭死腔，合理应用抗生素。若原则贯彻到位，骨髓炎的治疗应无复发之虞。但以往骨髓炎复发屡见不鲜，盖因医生们未能完全贯彻前述之原则。而骨搬移对肢体力学稳定的支撑以及生物学确凿的再生，使骨科医生在面对坏死骨的清创时不再投鼠忌器，从而达到彻底清创之目的，加之正确的 NRD（牛鼻子引流）可以达到持续充分去除组织渗液的效果，使细菌失去生长繁殖的基础，假以时日，彻底清创所形成的死腔在骨搬移再生效应的作用下被完全修复，此即骨髓炎治愈之时。我们将骨搬移联合 NRD（牛鼻子引流）治疗骨髓炎的方案类比于倚天剑合璧屠龙刀，若能将两者正确合理地应用，骨科医生在应对既往的骨髓炎难题时将迎刃而解矣！

（花奇凯　丁　毅）

第七节
NRD 与胫骨横向骨搬移技术结合治疗褥疮

病例资料

患者男性，38 岁，外伤截瘫 15 年，右侧坐骨结节褥疮 13 年，虽多次清创手术但仍反复发作。最近一次扩创骨水泥填充后破溃 1 个月，右侧坐骨结节处皮肤破溃、窦道有渗出物，局部皮肤无红肿发热（图 4-7-1）。

诊断：右侧坐骨结节褥疮扩创骨水泥填充术后骨髓炎。

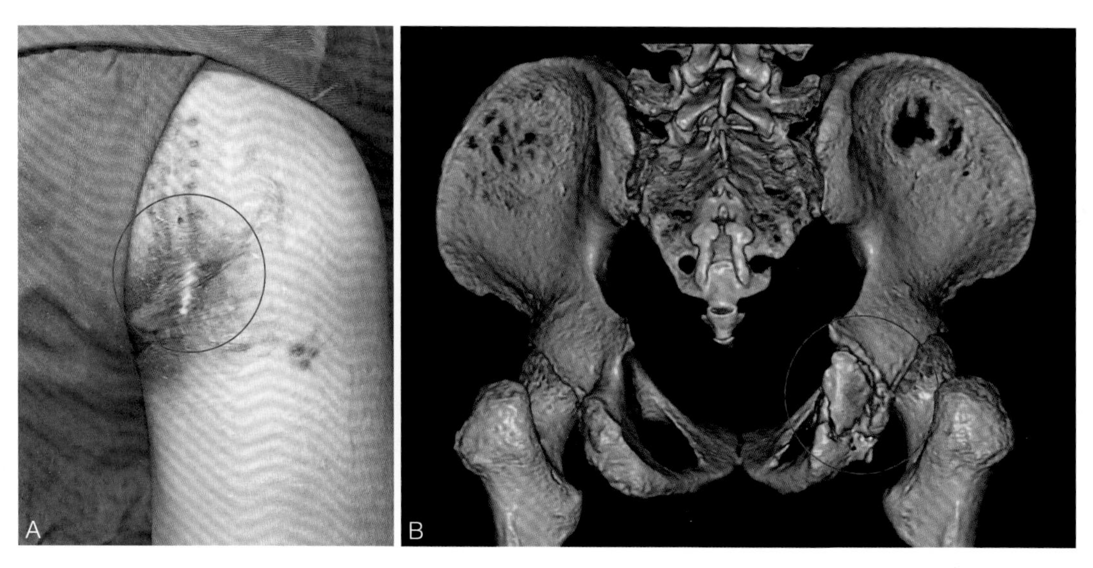

图 4-7-1　术前

A. 臀部褥疮窦道；B. 坐骨死腔内充填的骨水泥

治疗策略

1. 既往手术回顾

该患者褥疮多次感染，经治疗后反复发作。其原因我们考虑是感染控制不佳，创口内血运差导致抗感染能力差，深部死腔无法修复，最近一次扩创骨水泥充填后再次破溃复发。患者经济压力增大，经常住院，且病程较长，反复手术，精神接近崩溃。

2. 向患者介绍了与以往不一样的彻底扩创治疗褥疮的方法（“冯光臀”）（图 4-7-2）。

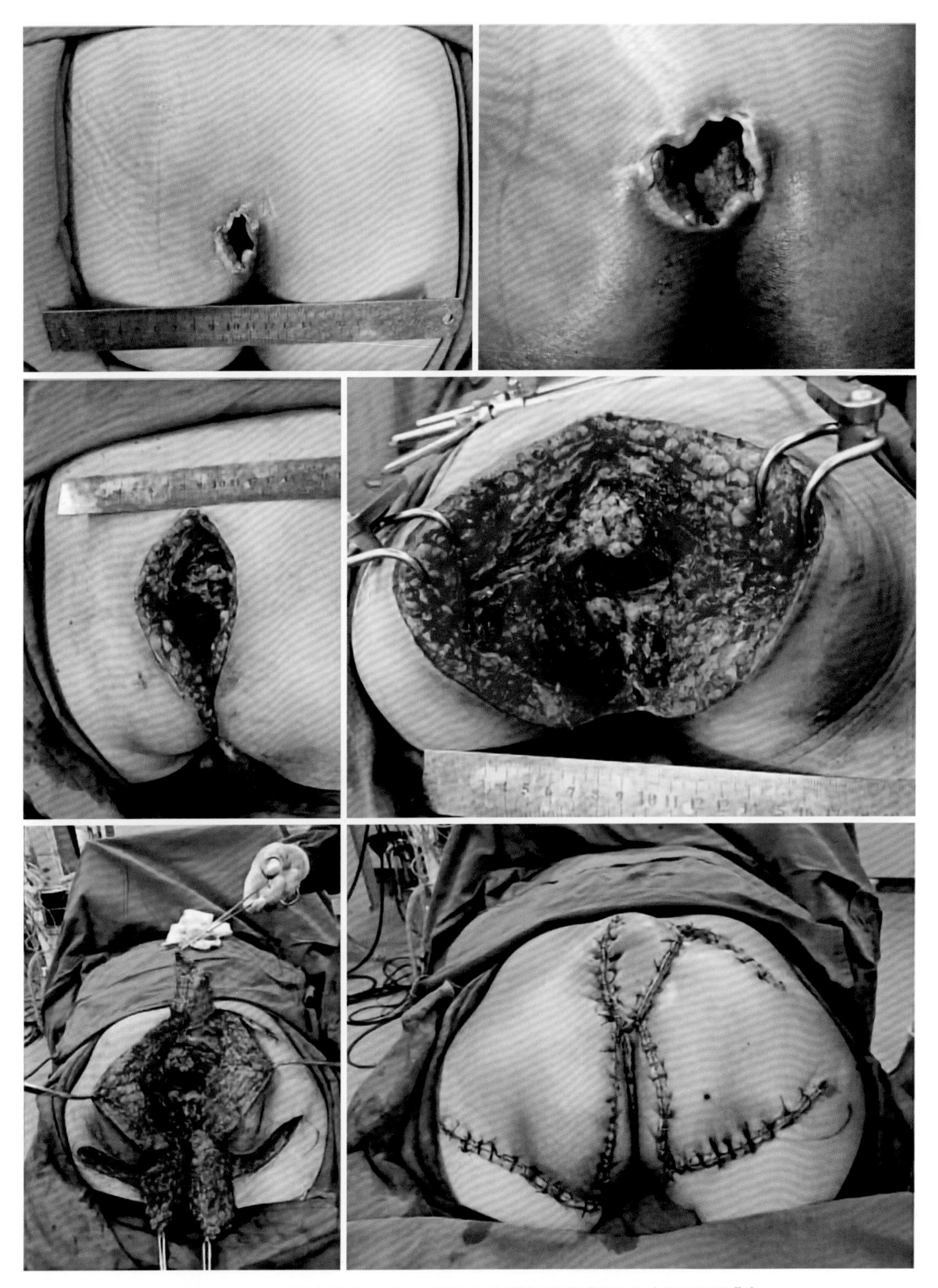

图 4-7-2　褥疮的彻底病灶清除及皮瓣转移修复手术（“冯光臀”）

也向患者介绍了俄罗斯库尔干利用外固定促进血管再生修复治疗褥疮的方法（“库尔干臀”）（图 4-7-3）。

但都因创伤过大，患者本人及家属均不同意。

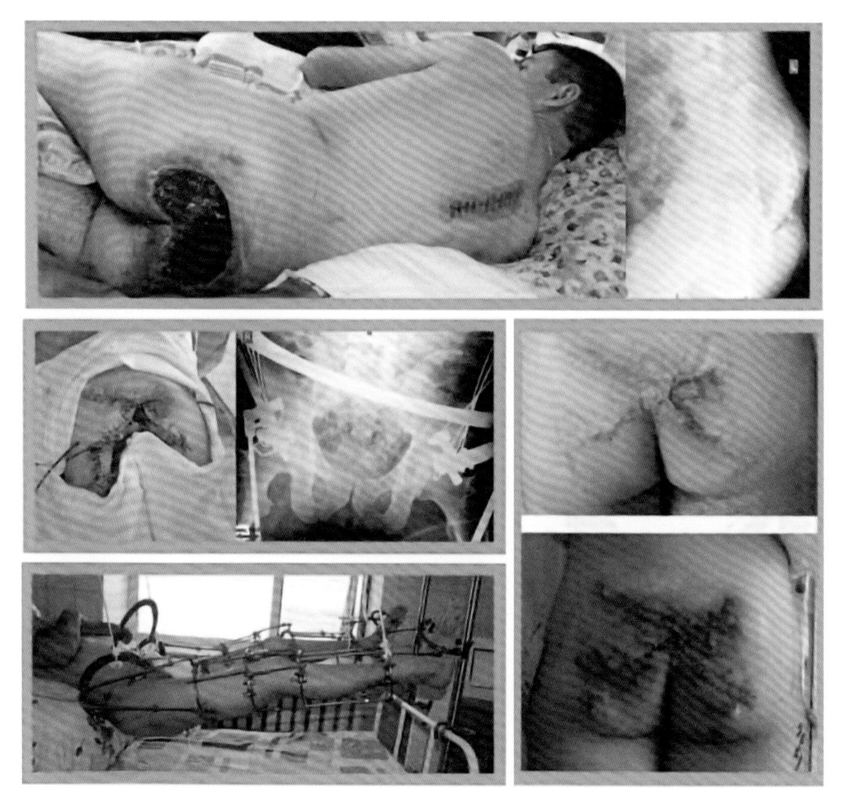

图 4-7-3　褥疮的外固定血管再生修复治疗（“库尔干臀”）

3. 我们的治疗策略：

• 取出占位骨水泥。

• 应用 NRD 技术控制、治疗深部感染。

• 褥疮发生在坐骨结节部位，血运差是治疗的难点。关于如何恢复血运，以往常用的方法很难奏效。根据治疗糖尿病足观察到的应用胫骨横向骨搬移（TTT）技术发生的异位病变组织转化再生（血管网）现象和效果，即“孪生开窗效应与召唤效应”，也就是距离手术部位远位的病变组织也会发生血管再生修复的效果，我们决定应用 NRD 控制局部感染，深部炎性分泌物持续引流排出，同时做胫骨横向骨搬移手术恢复局部血运，这两种方法都是微创手术。与 NRD 技术同时同步应用胫骨横向骨搬移技术，其“孪生开窗效应与召唤效应”解决深部创面血运问题，死腔逐渐被新生组织填充，完成创面修复的目的。

术前 CTA 与术后 CTA 对比褥疮局部有明显的缺血（见图 4-7-8A）。

[注] 该患者治疗的关键是应用 NRD 控制感染，才可能达到上述的骨搬移治疗目的。胫骨横向骨搬移后发生的异移位病变深部组织血运增加，修复加快，缩短了治疗时间。去除外固定架后还会持续发生血管网再生，巩固疗效。术后 2 年随访的 CTA 证实了血管持续再生的效果（见图 4-7-8B）。

操作方法

1. NRD 的入口、出口位置与置入方法

（1）术中取出骨水泥。

（2）NRD 引流管从窦道口上方位置置入，贯穿坐骨结节病灶底部不留死角，出口留置在仰卧位时分泌物会不断排出的臀部最低位，这样卧位和坐位时分泌物可一直自然排出。

（3）引流管置入时穿过坐骨结节病灶底部的“骨嵴洞”（不会滑出），使用止血钳由上至下钝性贯通病灶到臀部（图 4-7-4）。

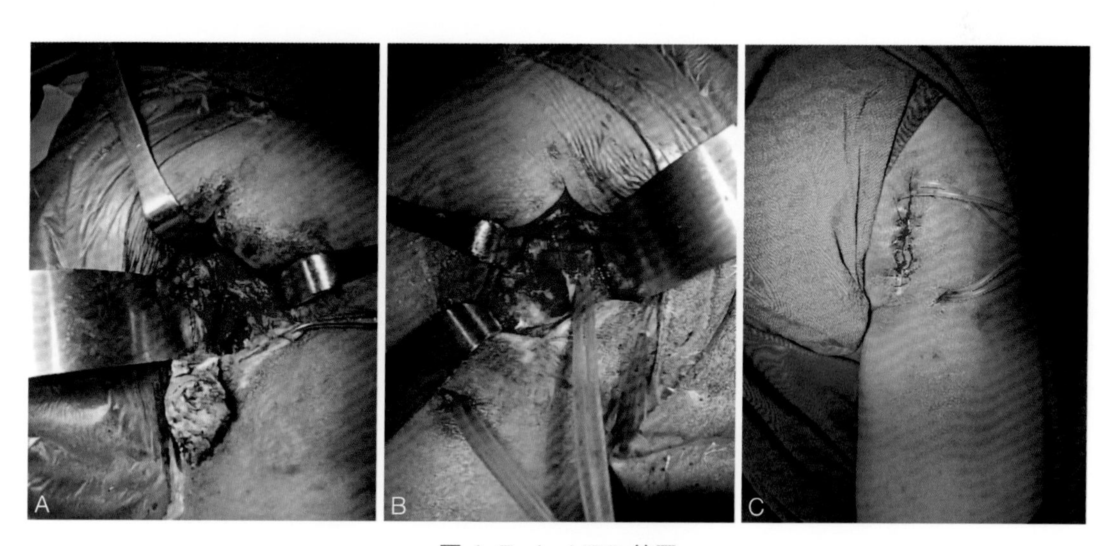

图 4-7-4 NRD 放置

A. 术中取出骨水泥；B. 在坐骨病灶最底部安装 NRD；C. NRD 的入口与出口

2. 胫骨横向骨搬移的操作方法（图 4-7-5）。

（1）手术后待机 10 天开始骨搬移操作。

（2）以每天 1 mm 速率牵张胫骨开窗骨块，14 天后终止搬移

（3）停止骨搬移 14 天后去除外固定，NRD 引流管继续留置 2 个月（图 4-7-6）。

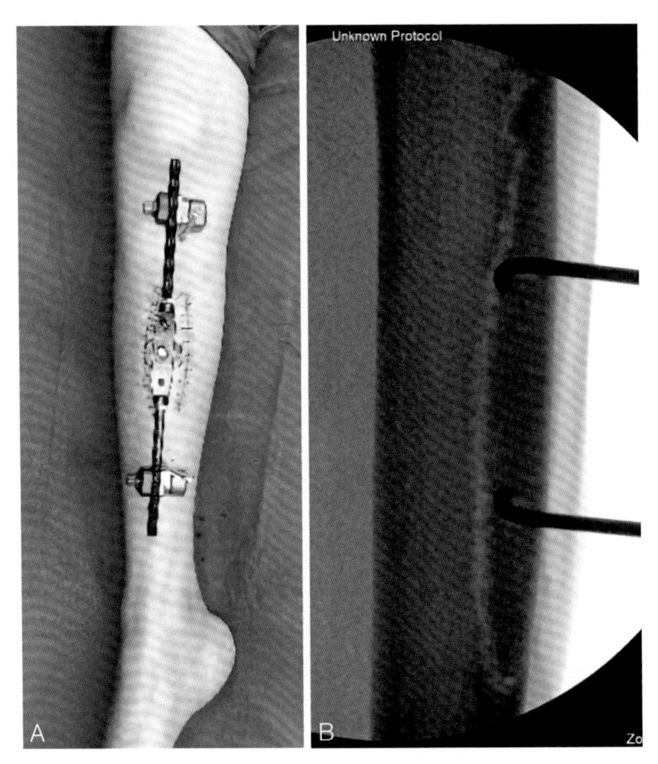

图 4-7-5　胫骨横向骨搬移手术

A. 横向骨搬移外固定架；B. 截骨处 X 线片

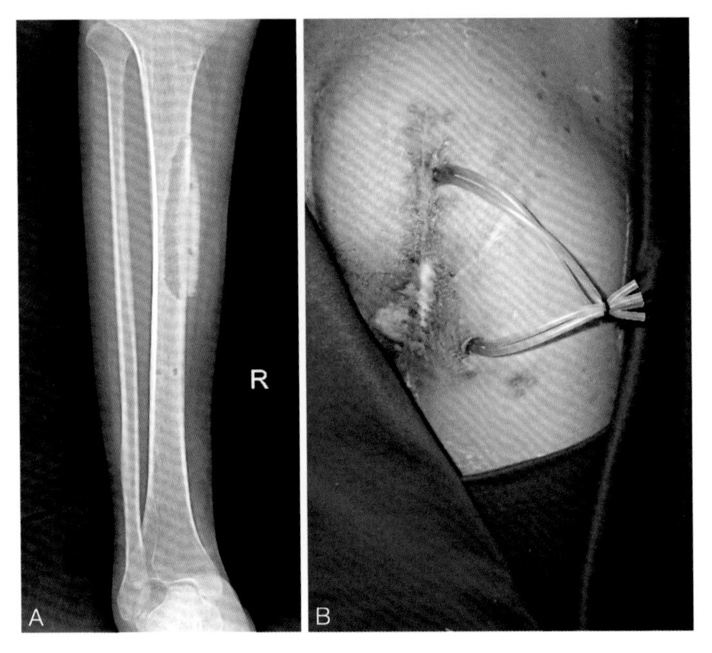

图 4-7-6　术后

A. 胫骨骨搬移结束去除外固定架；B. NRD 引流管继续留置 2 个月

预 后

1. 术后 2 年复查褥疮治愈未复发，右小腿胫骨横向骨搬移开窗搬移骨段愈合良好（图 4-7-7）。

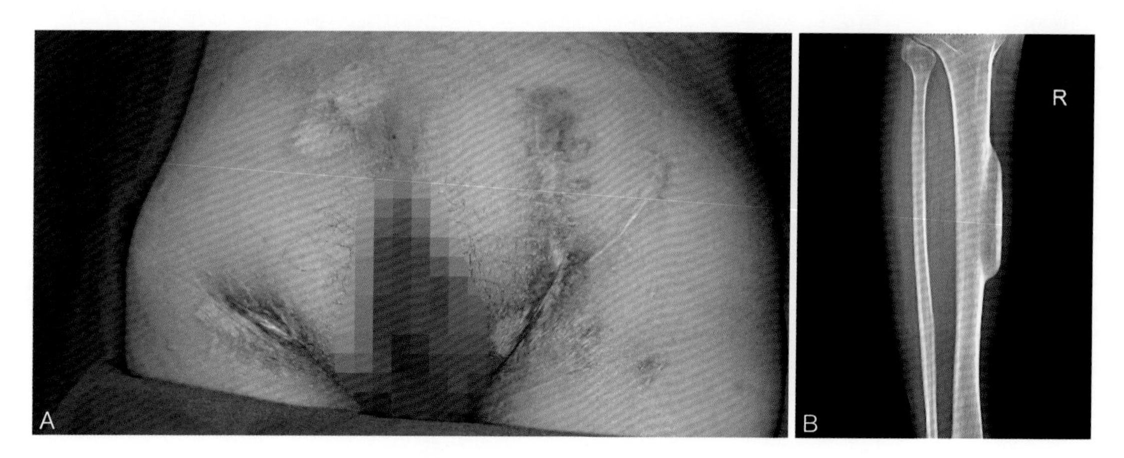

图 4-7-7 术后 2 年随访

A. 褥疮窦道愈合；B. 右胫骨开窗搬移骨段愈合良好

2. 术后 2 年 CTA 复查，右坐骨结节病灶内及周围有丰富的毛细血管网形成，褥疮治愈未复发（图 4-7-8）。

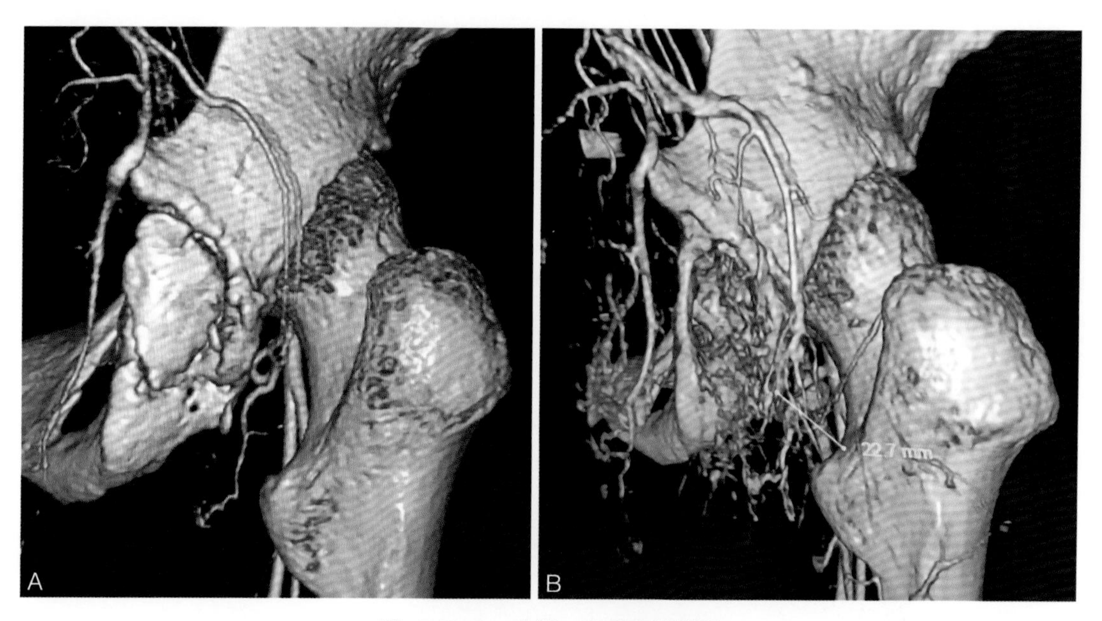

图 4-7-8 术前、术后血管造影

A. 术前（2021-6-13）右坐骨结节病灶及周围血运差；B. 术后 2 年（2023-3-31），右坐骨结节病灶“死腔”内及周围再生出丰富的毛细血管网

心得体会

1. 必须充分保证 NRD 引流管通过病灶和引流管出口在患部最低位置，才能达到最佳的控制感染的引流效果。

2. NRD 引流具有持续不间断的清创作用，为有活性的感染骨“复活”和“转化再生”创造了环境条件。

3. 手术方法与其他褥疮手术方法比较创伤小，病程短，效果明显。

4. 胫骨横向骨搬移（TTT）手术达到了术前设想的改变不同部位缺血状态恢复的预期，通过 TTT 的“孪生开窗效应与召唤效应”，也达到了血管再生修复治疗的目的，为褥疮的治疗提供了可供参考的不同治疗方式，使褥疮的治疗技术多样化。我们将此方法称为“重庆臀”或“重庆褥疮治疗方案”，将对其进行进一步的研究和应用。

（田　林　谭玉忠　陈蔚蔚　曲　龙）

第八节
小腿断肢再植术后断端骨髓炎、骨不连、骨短缩等合并症的 NRD 应用策略

病例资料

患者女性，21 岁，2020 年 8 月 17 日车祸致左小腿完全离断伤、右小腿骨折及多发软组织损伤。在受伤地急诊行左小腿断肢再植，右小腿骨外固定术（图 4-8-1）。7 个月后（2021-04-29）就诊我院。

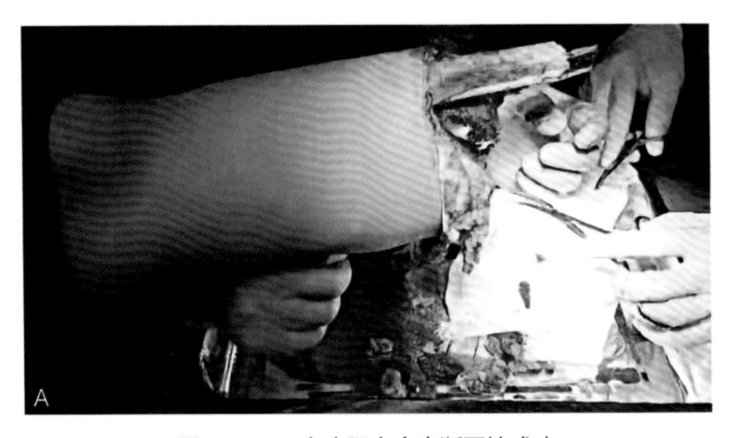

图 4-8-1　左小腿完全离断再植成功

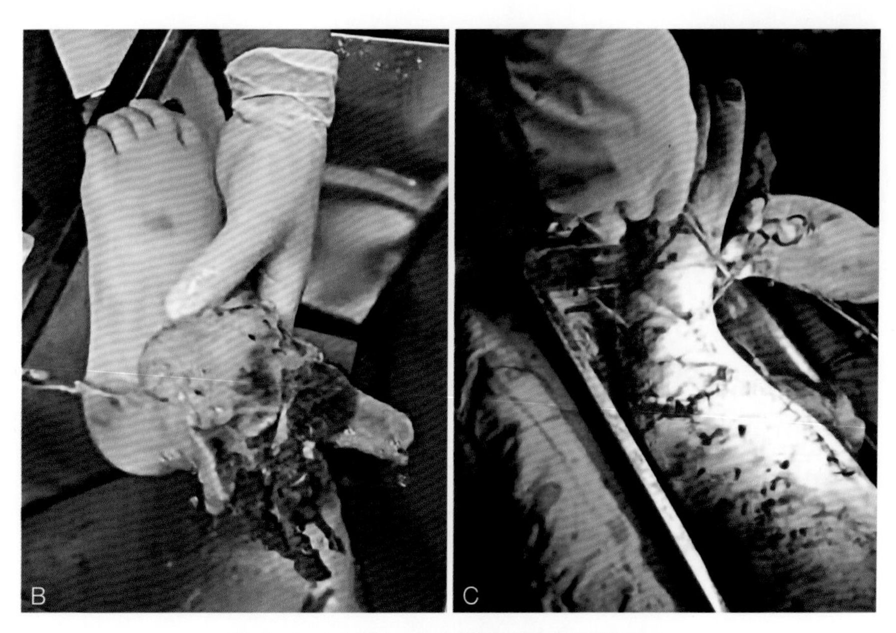

图 4-8-1（续）　左小腿完全离断再植成功

A、B. 左小腿完全离断伤；C. 断肢再植成功

诊断：

1. 左小腿完全离断伤，断肢再植术后 7 个月，断肢再植骨断端骨髓炎，骨不连，患肢短缩 9 cm，断端血供不全，马蹄内翻足畸形，爪形趾畸形，胫前胫后神经损伤，胫前肌缺如，严重骨质疏松（卧床 7 个月）（图 4-8-2）。

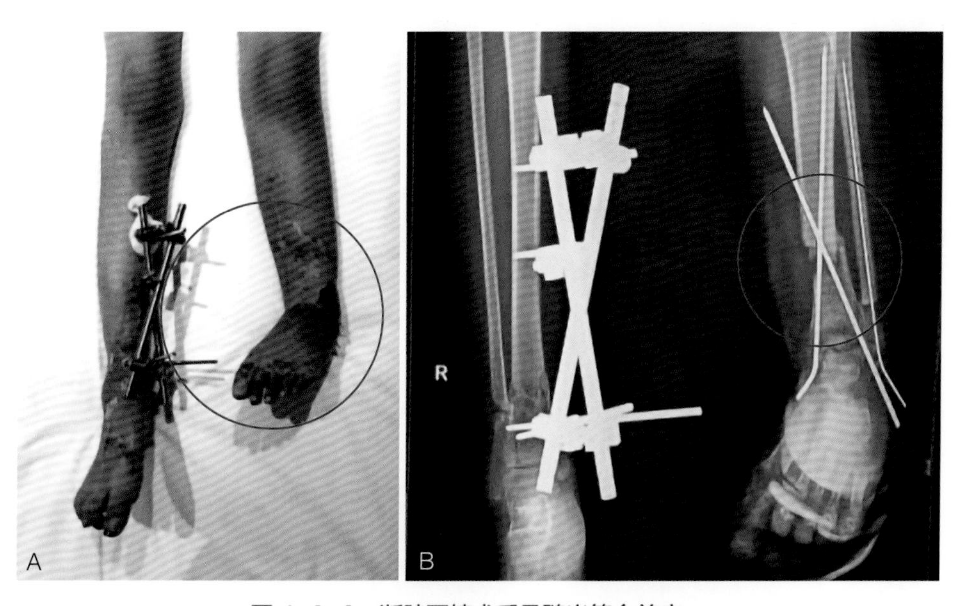

图 4-8-2　断肢再植术后骨髓炎等合并症

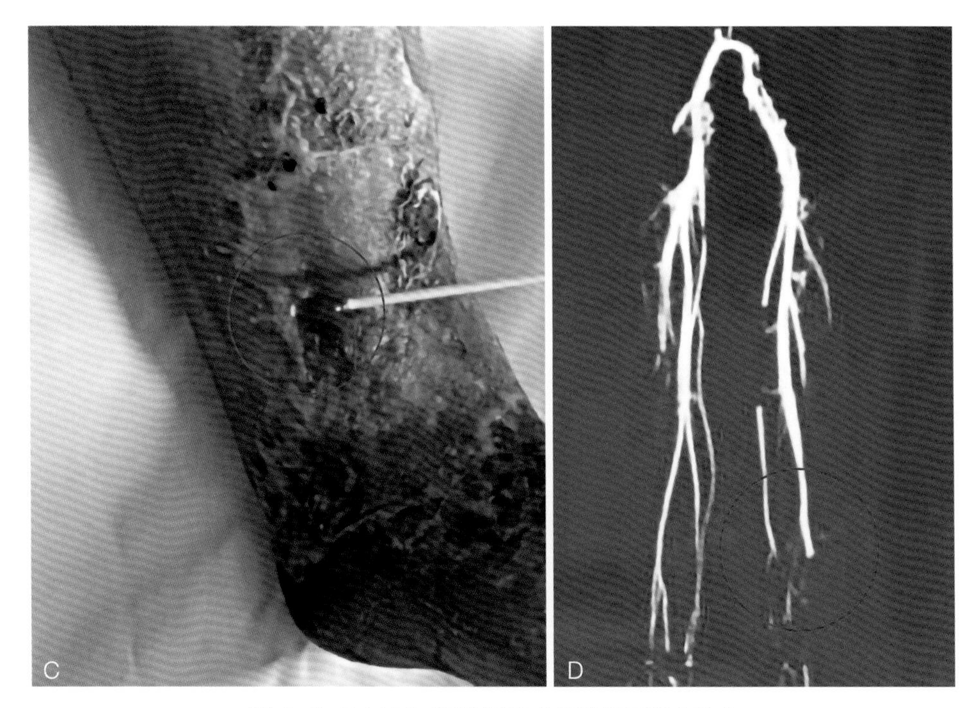

图 4-8-2（续） 断肢再植术后骨髓炎等合并症

A. 左下肢断肢再植术后小腿短缩 9 cm（圆圈部位）；B. 左断肢再植术后骨端骨不连、骨髓炎（圆圈部位）；C. 左断肢再植术后骨端骨不连、骨髓炎窦道（圆圈部位）；D. 左断肢再植术后肢体远端缺血（圆圈部位）

2. 右胫骨远端骨折畸形愈合（向后成角），马蹄足（内翻 40°），踝关节半脱位，足末梢神经麻痹，胫前肌缺如，爪形趾畸形。

第一次手术：左小腿断肢再植，右小腿骨外固定术。

治疗策略

由于以上严重问题影响，患者不能下地行走进行功能练习，卧床 7 个月已出现严重的失用性骨质疏松，如果再同时进行双下肢的治疗，术后根本无法进行恢复性康复训练，患者会失去治疗的信心。因此，治疗方案定为分 2 期进行：

（1）第一期治疗右下肢小腿畸形等。

（2）应用 NRD 技术（牛鼻子引流）治疗左小腿断肢再植后胫骨断端骨髓炎，暂时不对左下肢短缩畸形等进行治疗，待右小腿经治疗可下地负重行走功能练习后，第二期再应用 Ilizarov 技术做左小腿延长、骨不连等复合畸形的矫正治疗。

第一期右下肢治疗内容包括：

1. 应用 Ilizarov 外固定技术；

2. 矫正右胫骨远端向后成角畸形（约 20°）；

3. 矫正右胫骨远端外旋畸形（约 40°）；
4. 矫正右踝关节陈旧性后脱位；
5. 左胫骨远端断肢再植术后断端骨髓炎 NRD 引流术。

第二期左下肢治疗内容包括：

1. 继续应用 NRD 引流技术治疗左胫骨远端断肢再植术后骨髓炎；
2. 应用 Ilizarov 外固定技术；
3. 矫正左小腿短缩畸形（肢体延长）；
4. 矫正左侧创伤性马蹄内翻足；
5. 骨搬移治疗骨不连。

操作方法

第二次手术以 NRD 治疗左小腿断肢再植骨端骨髓炎骨不连为主。

NRD 一组（2 根）引流管入口由左小腿前方骨髓炎窦道口置入，贯通骨髓炎骨不连的骨断端，出口在左小腿后下方（图 4-8-3）。

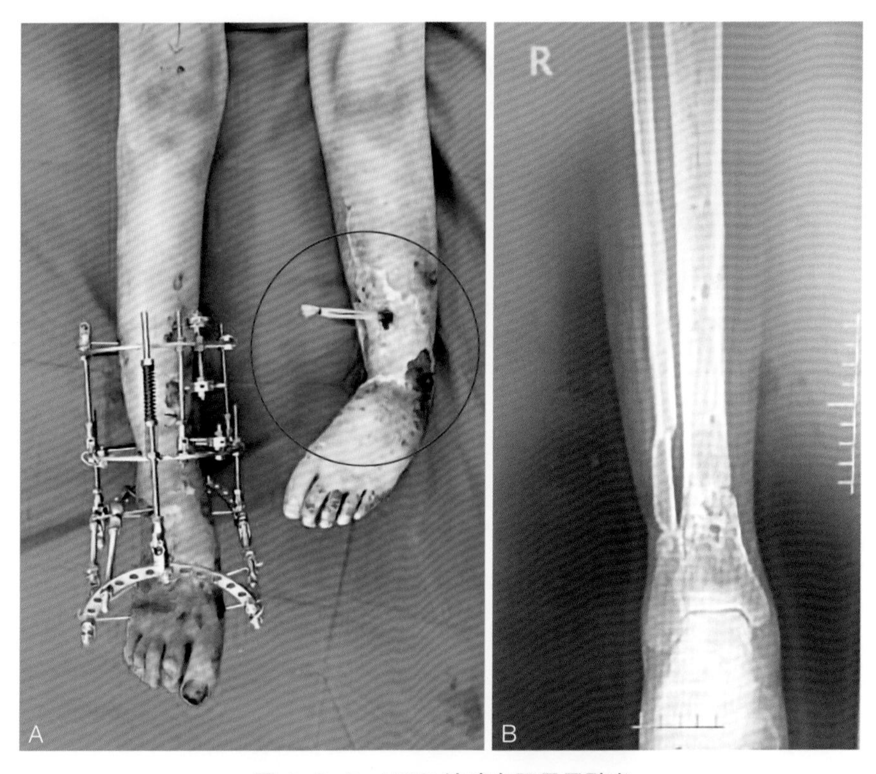

图 4-8-3　NRD 治疗左胫骨骨髓炎

A. 左胫骨远端骨髓炎 NRD 治疗（圆圈部位），右小腿畸形 Ilizarov 外固定治疗；
B. 右胫骨畸形等被矫正，骨愈合

[注]第二次手术同时应用 Ilizarov 外固定技术对右踝关节陈旧性脱位及胫骨畸形愈合进行了矫正治疗。4 个月后恢复了负重下地功能，为左下肢骨延长等治疗创造了条件（图 4-8-3）。

第二次手术： 应用 NRD 控制左胫骨骨髓炎，同时对右下肢畸形矫正治疗。

预 后

第三次手术主要是应用 Ilizarov 外固定架对左下肢短缩（9 cm）进行骨延长及踝关节畸形矫正的治疗（图 4-8-4）。

上述治疗同时仍应用 NRD 控制胫骨远端骨髓炎，此时 NRD 留置 4 个月，只有少量分泌物流出，更换新引流管，只需定期更换敷料处置（图 4-8-4）。

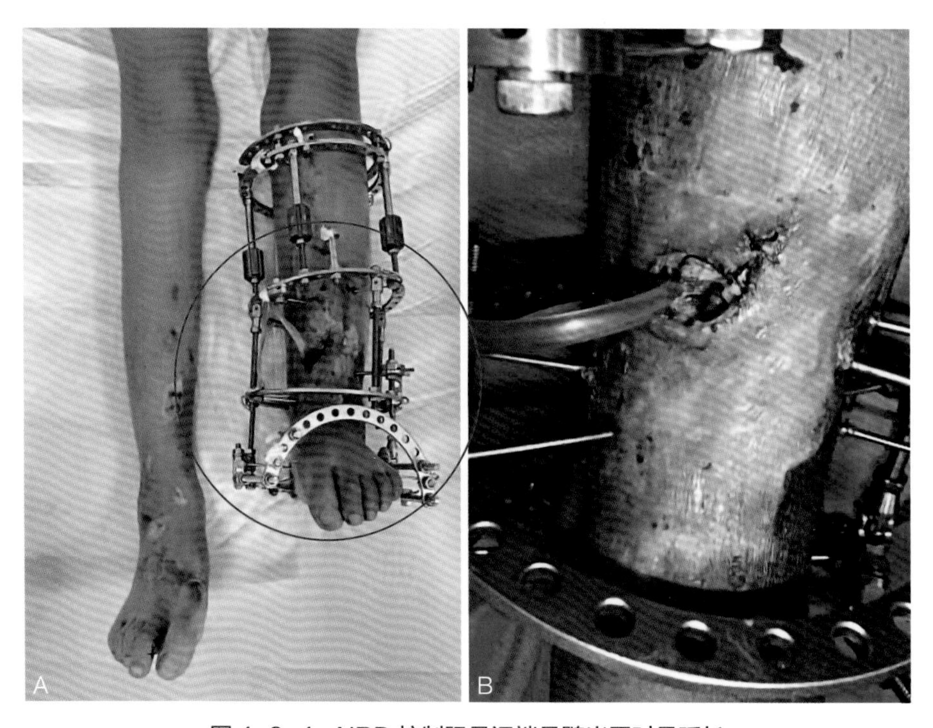

图 4-8-4 NRD 控制胫骨远端骨髓炎同时骨延长

A. 左小腿短缩 Ilizarov 外固定架骨延长治疗（圆圈部位）；B. 骨延长同时应用 NRD 治疗胫骨远端骨髓炎

第三次手术： 应用 NRD 同步进行骨延长治疗。

第四次手术： 左小腿延长 9 cm 顺利结束，历时 5 个月，骨矿化良好（图 4-8-5）。去掉延长外固定架，只保留骨缺损部位的外固定，加强左膝、踝关节功能康复练习，为残留的骨缺损治疗做准备。

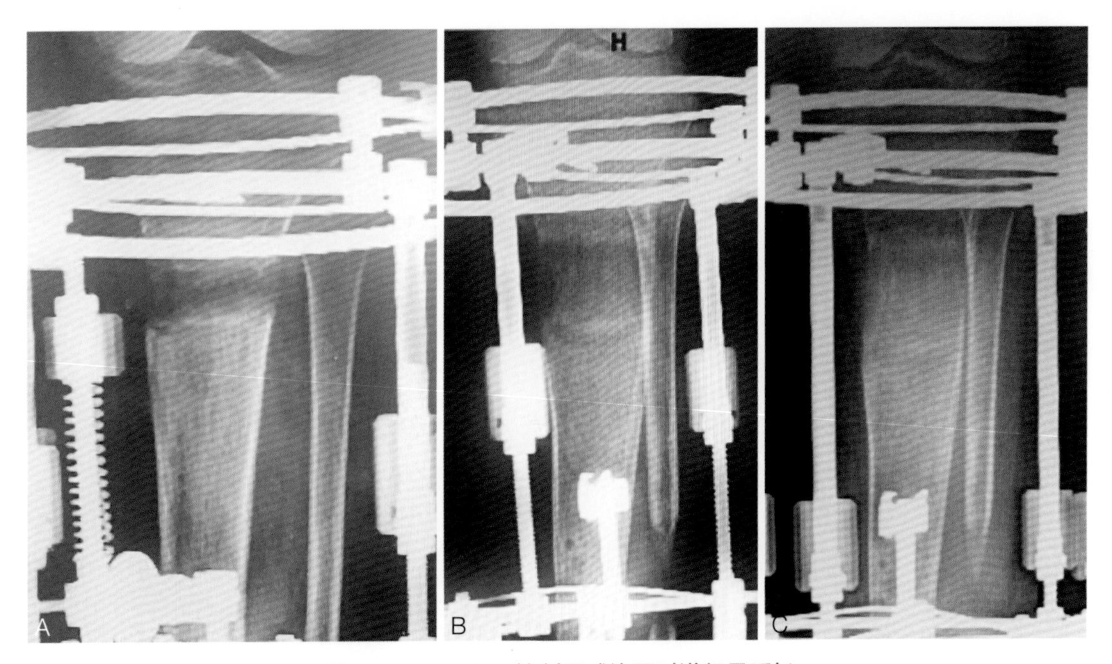

图 4-8-5　NRD 控制骨感染同时进行骨延长

A. 左胫骨近端截骨延长；B. 骨延长治疗过程中；C. 骨延长 9 cm，再生骨矿化良好

残留的断肢再植后左胫骨断端骨髓炎应用 NRD 得到有效控制，偶尔有“死骨”从 NRD 引流口排出（NRD 的持续清创作用）（图 4-8-6）。

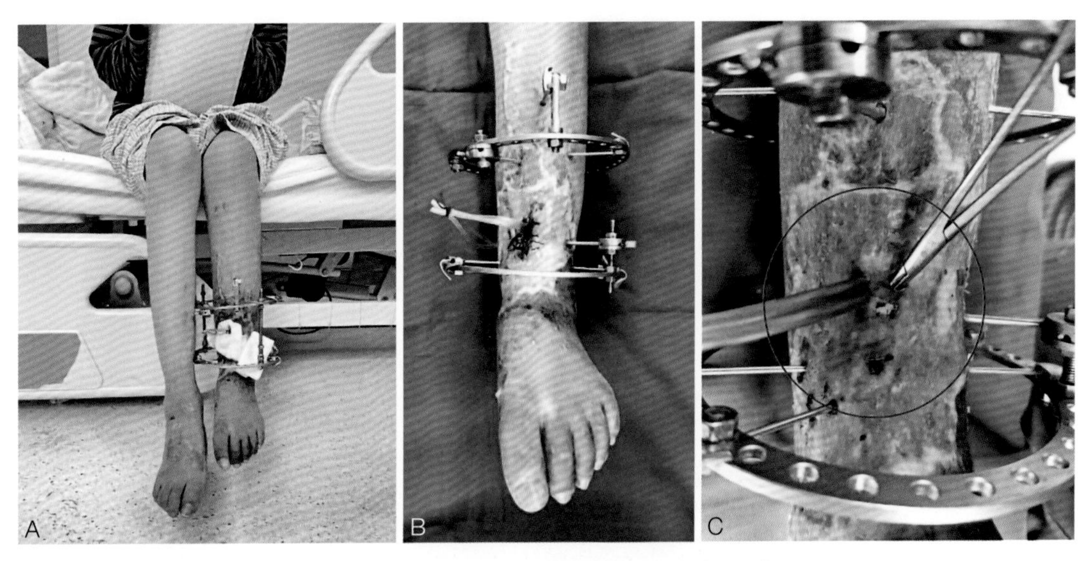

图 4-8-6　NRD 控制骨感染同步完成骨延长

A. 左小腿延长结束后骨不连部位继续外固定；B. 胫骨远端骨不连骨髓炎部位继续 NRD 治疗；C. NRD 治疗中偶尔有死骨从引流口排出（圆圈部位）

第五次手术：应用 NRD，同步进行骨髓炎骨缺损的骨搬移治疗。

针对残留骨不连、骨缺损，第五次手术应用 Ilizarov 骨搬移技术，切除骨断端硬化骨约 3 cm，在胫骨骨延长再生骨部位截骨，进行骨搬移（再生骨矿化良好，表现了极强的再生能力）。

骨搬移治疗过程中继续应用 NRD，直到骨缺损完全被修复（图 4-8-7、图 4-8-8）。

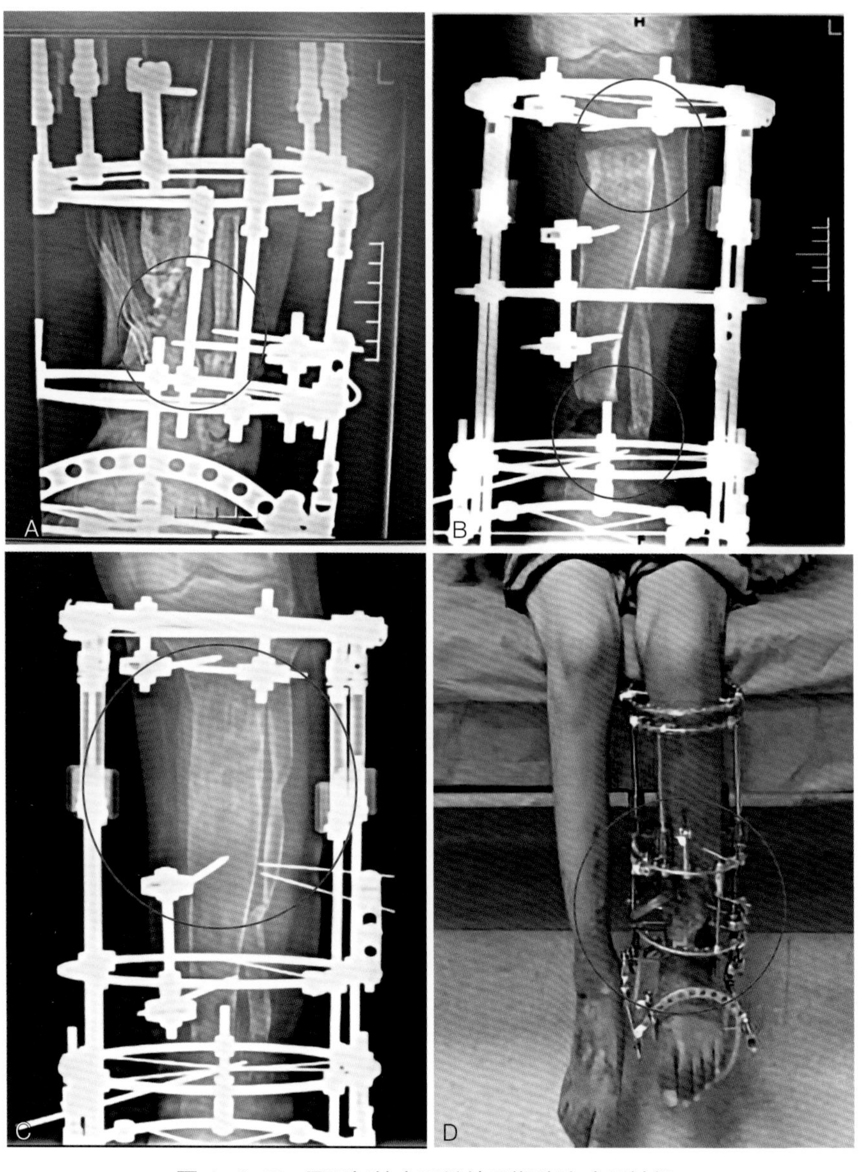

图 4-8-7　骨延长结束后继续骨搬移治疗骨缺损

A. 左胫骨骨缺损部位骨断端可见硬化骨（圆圈部位）；B. 切除骨缺损处骨断端硬化骨后形成 3 cm 骨缺损，在胫骨近端骨延长新骨再生部位做截骨（圆圈部位）；C. 继续骨延长 3 cm 后，骨矿化良好（圆圈部位）；D. 骨缺损骨搬移治疗过程中一直应用 NRD 控制感染（圆圈部位）

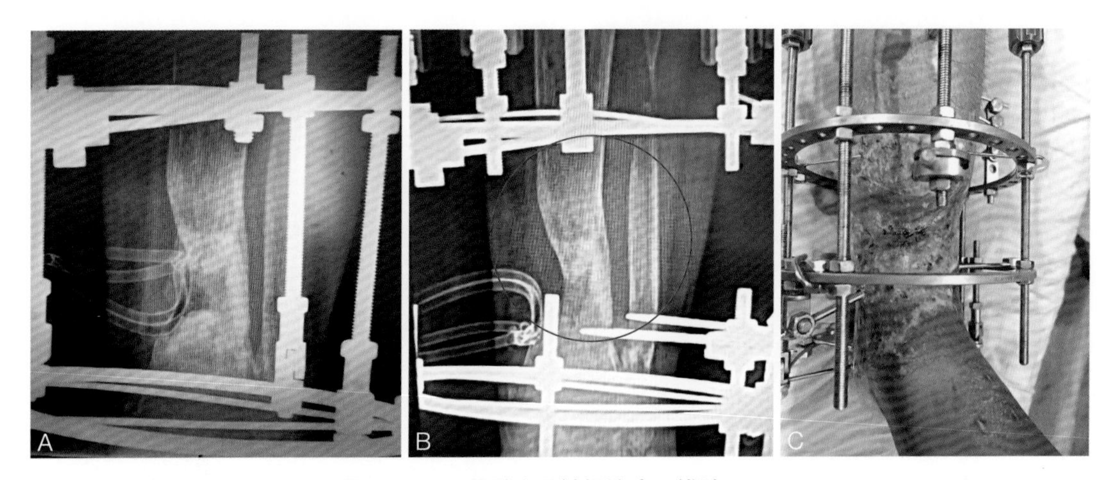

图 4-8-8　骨髓炎骨缺损治愈，拔除 NRD

A. 左胫骨骨缺损逐渐被修复；B. 左胫骨骨缺损逐渐被修复治疗过程中一直应用 NRD（圆圈部位）；C. 最后撤掉应用了一年半时间的 NRD

［注］本病例实际上左小腿延长 12 cm。

NRD 应用时间为一年半。

心得体会

1. 本病例如此复杂，在 2 年内完成了双下肢严重畸形矫正的综合同步治疗，关键就是应用 NRD 技术治疗了骨髓炎，这也是成功治疗的“牛鼻子”（治疗关键），否则单独治疗骨髓炎痊愈后再做其他合并症的治疗会遥遥无期（骨髓炎 NRD 的治疗用了一年半时间）。

2. Ilizarov 技术同步治疗肢体短缩、畸形矫正等所发挥的作用是其他方法做不到的。如果没有 Ilizarov 技术上述问题就无法解决。

3. Ilizarov 技术的灵魂是“牵拉组织再生效应”，通过再生修复治疗对 9 cm 的肢体短缩再生延长，再加上骨搬移治疗骨缺损的 3 cm 骨延长，实际上左小腿延长 12 cm，断肢再植部位的缺血、骨髓炎、末梢神经麻痹的恢复效果是令人震惊的，这些都与“牵拉组织再生效应”有关。

4. 术前“治疗策略”战略方针的制订，达到了双下肢“患肢重塑”和“重塑人生”即增强患者战胜疾病信心的目的。

5. 还有在战术上即具体方法上细致的技术操作，也是治疗成功的关键：

（1）NRD 引流技术的核心是置管的位置选择及如何保证引流通畅；

（2）患肢的肢体延长可显著加速肢体血运，对炎症控制起到促进作用；

（3）骨科“加速康复理念”的引入使患者整体治疗周期大大缩短。

此病例左小腿离断断肢再植后，涉及骨感染、肢体复杂畸形、肢体短缩、断肢再植端缺血等，若能完成保肢治疗，所有的治疗决策都是“牵一发而动全身”。手术方案的制订很重要，按计划实施治疗才能“化腐朽为神奇”，取得良好的治疗效果，其中断肢再植后断端缺血性骨髓炎骨不连骨缺损的治疗过程，展示了 NRD 与 Ilizarov 骨搬移技术结合的杀手锏威力。

（杨华清　赵殿钊　韩庆海　杨　云　田金明　曲　龙）

参考文献

[1] Ilizarov GA, Matv Ee Nko VN, Gaĭdamak AN, et al. Formation of an organic matrix in the traction method of bone regeneration and characteristics of its mineralization in experimental tibia lengthening. Vopr Med Khim, 1982, 28(6): 27-33.

[2] Ilizarov GA. The tension-stress effect on the genesis and growth of tissues. Part Ⅰ. The influence of stability of fixation and soft-tissue preservation. Clin Orthop Relat Res, 1989, 238: 249-281.

[3] Ilizarov GA. The tension-stress effect on the genesis and growth of tissues: Part Ⅱ. The influence of the rate and frequency of distraction. Clin Orthop Relat Res, 1989, 239: 263-285.

[4] Ilizarov GA. The apparatus: components and biomechanical principles of application. Berlin: Springer, 1992.

[5] 秦泗河，葛建忠，郭保逢. “牵拉成骨”与“牵拉组织再生”技术的来源与汉语表述. 中华外科杂志，2012，50（5）：461.

[6] Ilizarov GA, Lediaev VI. Replacement of defects of long tubular bones by means of one of their fragments. Vestn Khir Im II Grek, 1969, 102(6): 77-84.

[7] Yasui N, Kojimoto H, Shimizu H, et al. The effect of distraction upon bone, muscle, and periosteum. Orthop Clin North Am, 1991, 22(4): 563-567.

[8] Catagni MA, Guerreschi F, Lovisetti L. Distraction osteogenesis for bone repair in the 21st century: lessons learned. Injury, 2011, 42(6): 580-586.

[9] Gálvez-Sirvent E, Ibarzábal-Gil A, Rodríguez-Merchán EC. Treatment options for aseptic tibial diaphyseal nonunion: a review of selected studies. EFORT Open Rev, 2020, 5(11): 835-844.

[10] Aktuglu K, Erol K, Vahabi A. Ilizarov bone transport and treatment of critical-sized tibial bone defects: a narrative review. J Orthop Traumatol, 2019, 20(1): 22.

[11] Paley, D. Problems, obstacles, and complications of limb lengthening by the Ilizarov technique. Clin Orthop Relat Res, 1990(250): 81-104.

[12] 曲龙. 骨搬移治疗骨缺损与骨不连——Ilizarov 技术的临床应用 . 北京：人民卫生出版社，2009.

[13] Qu L, Shi J, Liu L, et al. New clinical applications of bone lengthening and bone transport techniques. JAEFLL, 2004, 15: 93.

[14] 秦泗河，李刚. Ilizarov 技术骨科应用技术进展. 北京：人民军医出版社，2014.

[15] 曲龙，陈蔚蔚. “骨搬移哈尔滨现象”组织转化再生原理的发现与临床意义 [J]. 中华骨与关节外科杂志，2021，14（6）：553-557.

[16] Chen W, Qu L. The discovery and clinical significance of Ilizarov's second principle of biology (the “Harbin phenomenon” of bone transport). Genij Ortopedii, 2021, 27(3): 296-298.

[17] Matsushita T, Watanabe Y. Chipping and lengthening technique for delayed unions and nonunions with shortening or bone loss. J Orthop Trauma, 2007, 21(6): 404-406.

[18] Trueta J. Blood supply and the rate of healing of tibial fractures. Clin Orthop Relat Res, 1974(105): 11-26.

[19] Carafí JC, Fernández JDP. Methods of bone lengthening and their applications. Spain: Universidad De Navarra, 1989: 97-107.

[20] Hamanishi C, Yoshii T, Totani Y, et al. Lengthened callus activated by axial shortening. histological and cytomorphometrical analysis. Clin Orthop Relat Res, 1994, 307(307): 250-254.

[21] 田林，艾克拜尔・亚森，谭玉忠，等. 牛鼻子引流术在严重糖尿病足感染创面中的临床应用. 中国修复重建外科杂志，2020，34（8）：990-993.

[22] Qu Long. Effective treatment of external fixation with NRD for difficult bone infection. The Journal the Japanese Association of External Fixation and Limb Lengthening. 2013, 24: 133.

[23] 杨华清，章耀华，李强，等，NRD 辅助 Ilizarov 技术治疗胫骨感染性骨与软组织缺损 [J]. 中国骨伤，2022，35（10）：921-926.

[24] 朱跃良，陈蔚蔚，杜辉，潘奇. Ilizarov 骨外固定术：组织再生和生长的理论与临床 /（俄）G. A. 伊利扎诺夫（G. A. Ilizarov）原著. 北京：北京大学医学出版社. 2024，4.